De volta ao começo

Uma jornada pelo envelhecimento

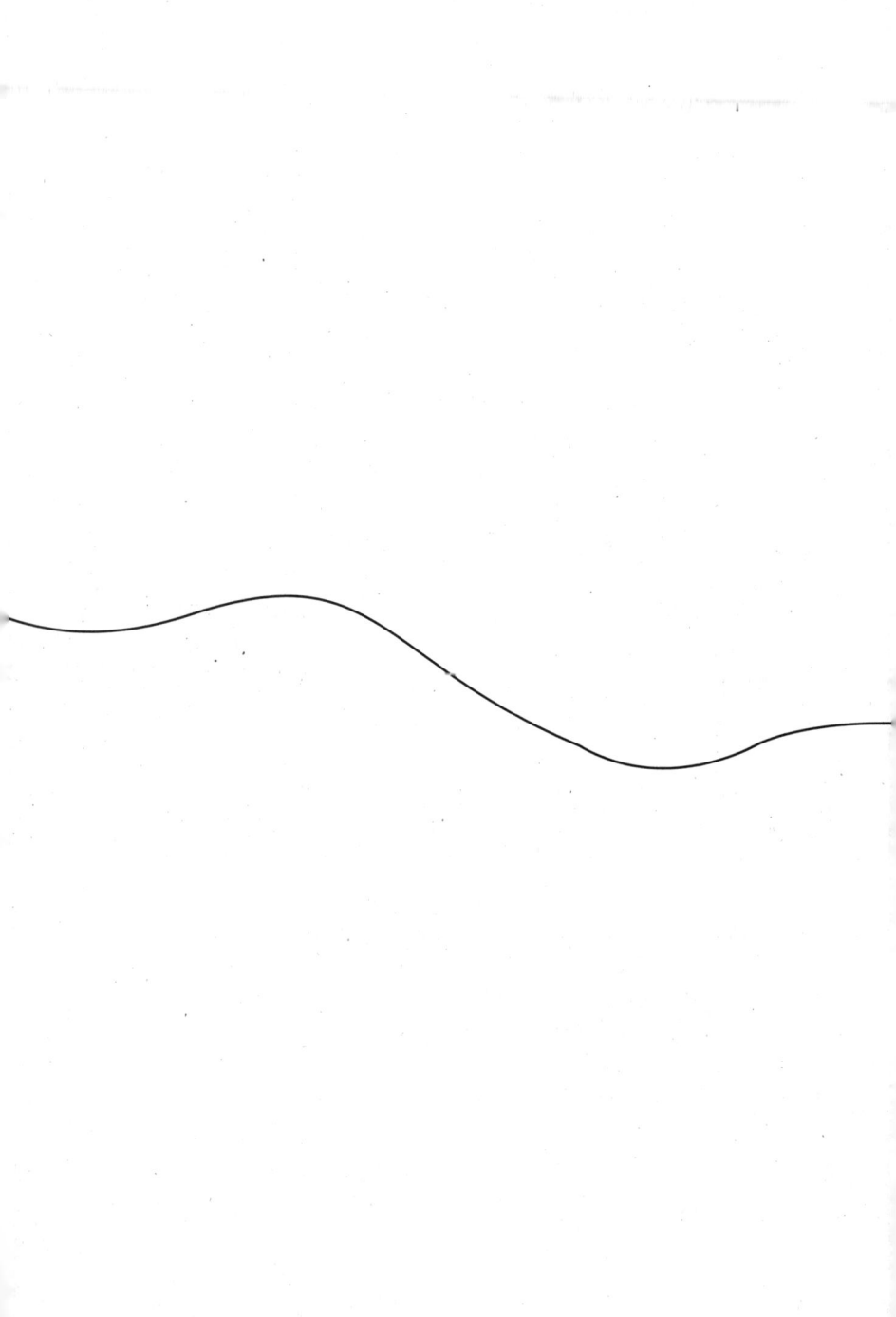

NEY MESSIAS JR.

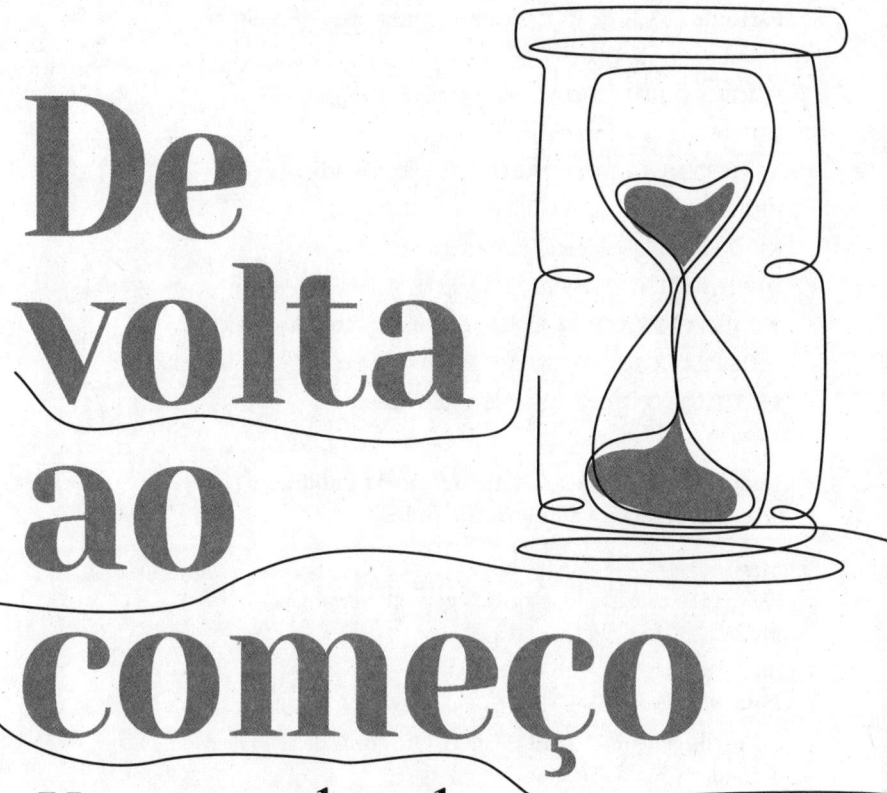

De volta ao começo

Uma jornada pelo envelhecimento

LATITUDE°

De volta ao começo
© 2024 Ney Messias Jr.
Todos os direitos reservados.
© 2024 VR Editora S.A.

Latitude é o selo de aperfeiçoamento pessoal da VR Editora

DIREÇÃO EDITORIAL Tamires von Atzingen
EDIÇÃO Silvia Tocci Masini
ASSISTÊNCIA EDITORIAL Michelle Oshiro
PREPARAÇÃO Laila Guilherme
REVISÃO Lígia Alves e Paula Queiroz
DESIGN DE CAPA Pamella Destefi
PROJETO GRÁFICO Charlie Simonetti e Pamella Destefi
ILUSTRAÇÕES DE CAPA E MIOLO Freepik / www.freepik.com
PRODUÇÃO GRÁFICA Alexandre Magno

Dados Internacionais de Catalogação na Publicação (CIP)
(Câmara Brasileira do Livro, SP, Brasil)

Messias, Ney
De volta ao começo: uma jornada pelo envelhecimento / Ney Messias. - Cotia, SP: Latitude, 2024.
Bibliografia.
ISBN 978-65-89275-57-2

1. Envelhecimento 2. Maturidade 3. Qualidade de vida
4. Saúde mental I. Título.

24-209349   CDD-155.67

Índices para catálogo sistemático:
1. Envelhecimento: Aspectos psicológicos 155.67
Tábata Alves da Silva - Bibliotecária - CRB-8/9253

Todos os direitos desta edição reservados à
VR Editora S.A.
Via das Magnólias, 327 – Sala 01 | Jardim Colibri
CEP 06713-270 | Cotia | SP
Tel.| Fax: (+55 11) 4702-9148
vreditoras.com.br | editoras@vreditoras.com.br

Dedicatória

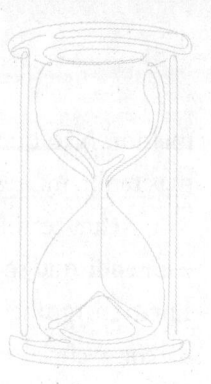

Todas as vezes que me imaginava escrevendo esta seção, eu ficava pensando no que iria dizer. Estas páginas iniciais registram a presença de pessoas preciosas ao meu lado neste caminho, e preciso deixar muito claro que, se elas não existissem, este livro não estaria na sua mão agora.

Todo mundo que cruzou meu caminho é responsável, de um jeito ou de outro, pelas reflexões que trago aqui, mas existem pessoas que me provocaram a refletir mais e a colocar em palavras o que vou compartilhar com você.

Foram meus filhos que me vieram à mente quando ouvi isto: "Minha vida acabou e ninguém percebeu". Essa frase me fez entender o quanto eu quero uma *vida percebida*, por mim e pelos que me cercam. O quanto quero fazer a diferença para os que estão comigo na jornada.

Acho que ouvi essa frase em um filme. Ela me incomodou e me levou a pensar sobre o que estou fazendo com o meu tempo presente. Estou envelhecendo, pura e simplesmente, ou nesse processo está vindo também uma dose de sabedoria?

Amadurecer dá trabalho, mas não consigo enxergar um propósito no envelhecimento que não seja a busca incansável pela maturidade. Uma maturidade que me transforme em alguém melhor. Não quero a fonte da juventude que tantos procuram, mas tenho interesse em ir ao encontro da fonte da maturidade.

Para ter uma vida percebida, eu quis ser um pai melhor, e entendi que só conseguiria isso me tornando *alguém* melhor. Então mergulhei na jornada do autoconhecimento, da expansão da consciência, fui buscar nas práticas baseadas no *mindfulness*, na meditação e também na medicina as ferramentas que me ajudariam a exercitar as habilidades necessárias para essa transformação.

Este livro é quase uma nota promissória, um compromisso meu com vocês, Ney e Vittória, com todo o imenso amor que sinto. Conheço bem os meus defeitos, e sei que alguns deles dificultaram um pouco a vida de vocês dois. Todo pai e toda mãe, mesmo sem intenção, deixam marcas nos filhos, boas e ruins. Mas também sei o quanto consigo acolher vocês, amar vocês e jogar luz nos seus caminhos. Que vocês dois me amem, até quando me odiarem. Amo vocês!

Também quero dedicar o livro a duas inspirações que trago comigo.

A primeira é uma querida amiga que se deu ao trabalho e à bondade de escrever a apresentação deste livro. Conheci a Cris Guerra, que se rebatizou Cris Pàz, quando meu Instagram era mato. Depois de ela ter compartilhado um vídeo meu, acabei ganhando uma notoriedade que me surpreendeu. A partir daí, nos tornamos amigos e hoje compartilhamos as dores e as delícias do envelhecer. Juntos criamos um lindo projeto ao qual a Cris deu o nome inspirador de "Nunca envelheci antes" (eu acho que esse vai ser o título de um novo livro dessa escritora maravilhosa que a Cris também é).

Finalmente, preciso levar minha gratidão à pessoa que sempre me instigou a acreditar em algo em que nem eu mesmo acreditava. Nunca me senti apto a escrever um livro. Cheguei a buscar conteúdos que me ensinassem algumas técnicas de escrita e organização do material, mas acabava me boicotando. E a Mary Tupiassu, ex-companheira e hoje minha amiga e sócia, não perdia a chance de me cutucar para me trazer essa certeza. A Mary sempre acreditou que meus textos poderiam ecoar em muitas mentes. É uma dádiva ter alguém do lado quando nem você acredita em si mesmo.

Este livro, claro, também é dedicado a você que me lê. Que a leitura seja agradável e que, até o final dela, eu consiga te inspirar a adotar atitudes e escolhas para viver bem a maior de todas as aventuras da vida:

envelhecer.

―――――

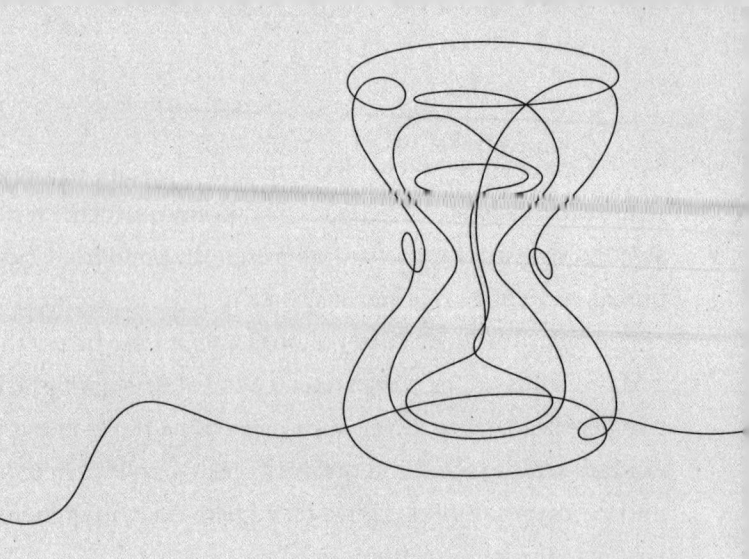

Um Neyzinho na sua vida

Um belo dia o algoritmo me apresentou a um cara maduro com voz de Cid Moreira, que falava com muita segurança sobre um novo estilo de vida no envelhecimento. Rapidamente me conectei ao Ney. Talvez tenha repostado algum dos seus conteúdos, não sei dizer precisamente quando nem qual. Só sei que em pouco tempo passamos a trocar mensagens, e o Ney passou a fazer parte da minha vida, mesmo estando geograficamente tão longe. Em alguns meses, estávamos numa praia em Alter do Chão, lugar que o Ney e sua amiga Mary nos apresentaram, a mim e ao meu filho, com alegria, me provocando encanto por mais um pedaço do Pará, além de Belém.

E nos tornamos amigos de fato, de coração e confissões, e não tem nada mais potente nem mais encurtador de distâncias do que o afeto verdadeiro e a abertura para conhecer, mudar, se deixar lapidar. O Ney é um buscador, criativo, fazedor, e seu sorriso estampa cada um desses verbos e todos os outros. Um cara com um entusiasmo nato e uma alegria bonita de viver, e a voz dele já chega avisando isso.

Falar sobre envelhecimento é falar de vida. E ele faz isso

sem constrangimento nem preguiça. Ney se abre para o aprendizado, as descobertas, os desafios e o afeto. Ney se abre para a vida. E eu tenho uma alegria imensa por ter também os braços dele abertos para mim. Um privilégio, um viver sem economizar, uma existência potente, inteira, marcante. É assim que ele leva a vida e tudo o que faz parte dela.

Ele me pediu para escrever este texto há muitos meses, e eu o enrolei por algum tempo porque tenho dificuldade para começar as coisas, tenho muitas caixinhas abertas numa cabeça só, mas na verdade eu sabia que já estava tudo aqui dentro, eu só tinha preguiça do trabalho que ia ter para colocar tudo no papel.

É que tudo o que eu vejo e sinto do meu encontro com o Ney é grande, sorridente, divertido. Não tem nada pouco, é um encontro e tanto. Portanto, o livro que você tem nas mãos não é nada discreto, não vai fazer cair uma ficha ou outra, ele vai chacoalhar você e fazer você pensar e resistir e refletir seriamente em mudar a sua forma de encarar a vida. Porque é assim que SeuNeyzinho chega: chegando, sem discrição, sorrindo e derrubando tudo. Para não ficar nada no lugar.

Aproveite.

Cris Pàz

Sumário

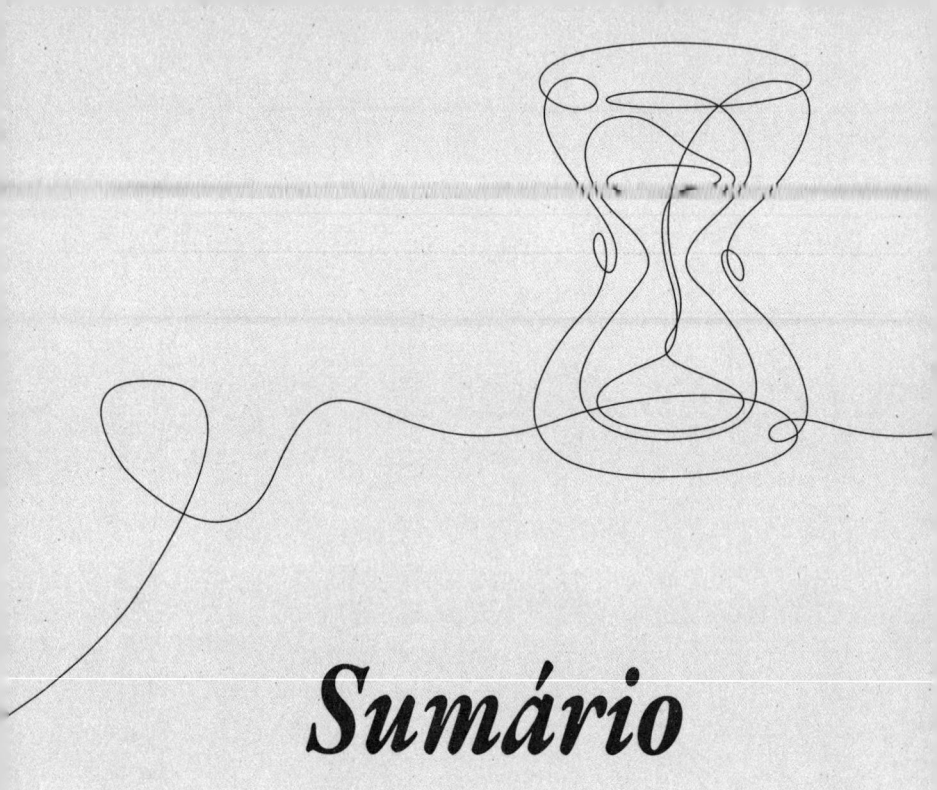

1 **Os caminhos do SeuNeyzinho: a criança TDAH e o anjo da guarda** — 16

Correr, saltar, pular, jogar: educação física ou nada — 20

A virada de chave: a caminho do envelhecimento bem-sucedido — 21

Mas o que é amadurecer? — 24

Colheita madura — 26

Envelhecimento bem-sucedido: nossa linha de chegada — 28

Dicas de alimentação — 31

2 **Nunca envelheci antes. Por que não me ensinaram?** — 38

Pessoa idosa? Pessoa sábia! — 42

A geração Woodstock revolucionando o envelhecimento — 46

Saindo dos aposentos — 53

3 Hoje é o único tempo para envelhecer — 58

Quando me perguntam quantos anos eu tenho — **60**

Em que tempo você vive as suas idades? — **63**

Extravagância de futuro x economia de presente — **65**

Atenção plena: uma quietude vigilante — **67**

Caminhando pelo tempo: uma jornada de autoconhecimento — **71**

Para o nosso corpo, todo pensamento é verdade, todo sentimento é verdade — **73**

4 Você tem fome de quê? — 78

Síndrome metabólica x healthspan — **84**

Mas nem peixe? — **86**

Microbiota e saúde mental — **92**

5 Tudo começa pela autoaceitação — 98

Do que você tem mais medo? — **101**

Sendo feliz mesmo com a dor e a doença — **107**

6 O poder terapêutico das conexões sociais — **116**

Especialista em destruir relações — **122**

7 Envelheci, e agora? — **134**

O mercado de trabalho é etarista — **137**

A moda é etarista — **142**

A indústria da beleza é etarista — **145**

O etarismo nas relações maduras de afeto — **147**

Contra o etarismo, as leis — **148**

De volta ao começo — **152**

Agradecimentos — **156**

Referências — **160**

Sobre o autor — **174**

1

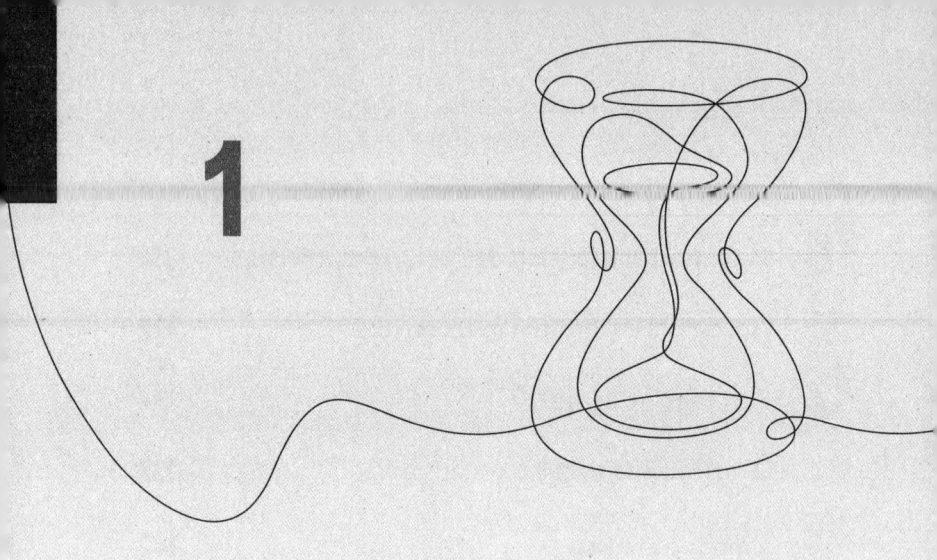

Os caminhos do SeuNeyzinho:

a criança TDAH e o anjo da guarda

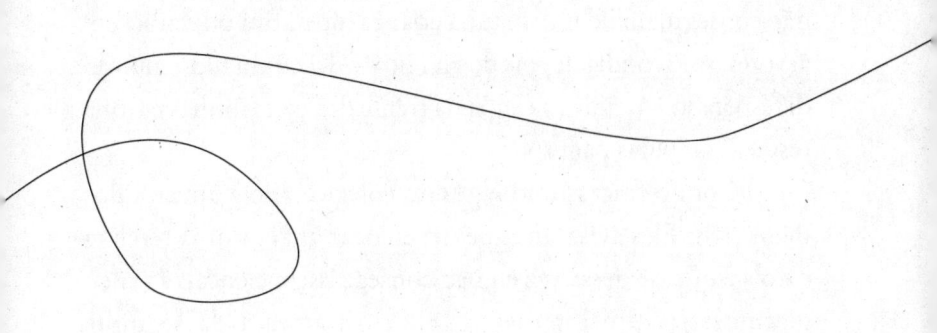

Adoro contar minha história, para que os meus erros consigam inspirar pessoas a pegar atalhos que no passado eu não enxerguei. E para que os meus acertos se transformem em atalhos para quem estiver disposto a ouvir.

Sou neurodivergente. Recebi tardiamente, aos 54 anos, o diagnóstico de TDAH (transtorno do déficit de atenção e hiperatividade), e isso me explicou por que acabei perdendo pessoas e oportunidades importantes na vida por causa da impulsividade, da falta de foco e do humor ciclotímico — um humor que sobe e desce várias vezes por dia.

Em função da neurodivergência, fui uma criança muito julgada e mal compreendida. Quando eu era pequeno, as crianças "levadas" não eram avaliadas em busca de um diagnóstico.

Depois de ter sido transferido por ter *quebrado* acidentalmente a cabeça de um coleguinha (joguei nele um objeto que não lembro) na minha primeira escola, fui "entregue" aos meus pais pela segunda. O colégio, um dos mais tradicionais de Belém do Pará, desistiu de mim em poucos meses. Fui rejeitado, para não dizer que fui expulso do jardim de infância, porque eles não conseguiam lidar com uma criança hiperativa que subia em árvores, se escondia depois do recreio — deixando todo mundo desesperado —, tirava a roupa na frente dos coleguinhas e tinha respostas rápidas para tudo.

Com o fracasso no segundo colégio, veio a ameaça dos meus pais. Eles avisaram que me colocariam em uma terceira escola e que, se dessa vez eu não conseguisse me encaixar, meu destino seria um internato. Traduzi a ameaça da seguinte forma: depois de duas escolas terem desistido de mim, se as coisas não dessem certo na terceira, quem iria desistir seriam os meus pais.

E lá fui eu para a terceira tentativa, com 5 anos — provavelmente o primeiro recorde que bati. Dessa vez tinha que funcionar. Eu pensava na ameaça do colégio interno e ficava apavorado. Imaginava como seria triste viver longe dos meus pais, do meu irmão e da minha irmã.

O pior é que eu não sabia o que precisava fazer para ser aceito. Para mim, eu era normal; os outros é que não me entendiam. Apesar da pouca idade, eu tinha consciência do risco que estava correndo e das potenciais consequências de mais uma inadequação. Mas os anjos da guarda existem, e nesse momento um deles apareceu na minha vida.

O anjo tinha um nome e era uma pessoa linda. Ele se chamava Vânia Bibas e mais parecia a Jane Fonda naqueles anos 1960. Professora de alfabetização em início da carreira, ela me acolheu na nova escola como nunca antes eu havia sido acolhido. Alguma coisa a fez perceber que eu era uma criança que precisava de um olhar mais cuidadoso, e a professora Vânia me deu esse olhar.

De criança problemática, impulsiva e sem foco, me tornei um aluno criativo e participativo. A intuição da professora a ajudou a descobrir coisinhas que eu adorava fazer, e ela me punha para fazê-las dentro da sala de aula. Uma das principais provavelmente era ler textos para os coleguinhas. Eu adorava ir lá para a frente da sala e ler páginas de livros para a turma.

Posso estar enganado, mas creio que essa percepção da professora Vânia despertou em mim, anos depois, o desejo de ser comunicador. O menino indisciplinado acabaria se tornando um comunicador importante no estado. Dos 27 aos 41 anos, fui apresentador de telejornais da TV Liberal, da Rede Globo, no Pará, e mesmo depois de ter saído de lá continuei minha carreira na comunicação. Também fui presidente da TV e Rádio Cultura do Pará e secretário de Estado de Comunicação.

Voltando aos tempos de infância, o menino que era mal compreendido, julgado e condenado por muitos foi acolhido e valorizado, dentro do seu padrão possível de existência, por uma professora atenciosa e comprometida. E ele floresceu em meio aos desafios de uma sociedade que ainda hoje, tantos anos depois, é despreparada para acolher os diferentes.

Fico imaginando o que seria de mim sem o anjo da guarda que me colocou no colo, inclusive literalmente: na maioria das fotos da turma de alfabetização, eu apareço no colo da professora Vânia Bibas.

CORRER, SALTAR, PULAR, JOGAR: EDUCAÇÃO FÍSICA OU NADA

Mas veio o ensino médio, e os anjos da guarda também precisavam cuidar de outras crianças com TDAH. Então senti que a partir daquele momento precisava me virar. Não foi fácil. Como conseguir ter foco para algo que não me dava prazer?

Os portadores de TDAH geralmente ficam hiperfocados quando se envolvem com atividades que lhes dão prazer, mas se mostram proporcionalmente sem concentração diante de tarefas desprazerosas. E, decididamente, aquele sistema de ensino era muito desagradável para mim.

Meus três anos de ensino médio foram vencidos com estratégias que quase me transformaram em um meliante juvenil. No primeiro ano consegui que meu cunhado fizesse para mim uma prova final de matemática me passando as respostas pela janela da sala. No segundo, consegui convencer um irmão marista a me passar de ano depois de ter tirado zero na prova de recuperação em física. No terceiro ano, que naquela época chamávamos de "convênio", a amizade com um funcionário (quem aqui já fez prova rodada em mimeógrafo?) me liberou o acesso a todas as provas — e eu só não tirava 10 em tudo para não dar na vista.

Meus pais não entendiam como eu, que nunca pegava no caderno para estudar, podia tirar notas tão boas. Vai ver que meu lado criativo conseguia construir narrativas para convencer que essas pessoas me ajudassem com as minhas demandas.

E assim consegui resolver meus problemas no ensino médio.

Os truques me ajudaram a ter média para passar, mas não me livraram do fracasso no vestibular. O resultado é que não consegui entrar em nenhuma das faculdades que queria, e olha que eu era abusado e tentei um dos cursos mais concorridos da época: direito.

Depois de me dar mal em todos os vestibulares, comecei a considerar uma opção que havia escapado da minha avaliação. Em 1980 era fácil entrar no curso de educação física, porque havia mais vagas que candidatos. Eu, que era apaixonado por esportes, inclusive os de alto rendimento, vi ali a união da fome com a vontade de comer: um vestibular menos concorrido e um curso com atividades que eu provavelmente adoraria fazer. O resultado? Passei em 74º lugar e consegui a penúltima das 75 vagas. E assim entrei na faculdade.

Mesmo tendo ouvido minha mãe dizer que eu seria bancado pelo meu pai a vida toda porque educação física não era profissão, acabei sendo um bom aluno na faculdade e construí, depois de formado, uma carreira de sucesso como profissional da área. Lembra do que eu falei? Quando um TDAH encontra algo prazeroso para fazer, ninguém faz melhor do que ele.

A VIRADA DE CHAVE: A CAMINHO DO ENVELHECIMENTO BEM-SUCEDIDO

Só para lembrar, este livro não é uma autobiografia. Contei para você momentos importantes da minha infância e adolescência porque sei que os traços que eu revelava no início da vida ajudam a entender certos comportamentos e algumas escolhas que fiz ao longo do tempo. A partir de agora, nossa conversa vai ser sobre o tempo presente e sobre o que precisamos plantar para fazer uma boa colheita.

Minha vida profissional começou na educação física, depois passou pela comunicação e pela gestão pública, e em todas as fases a boa alimentação e as práticas esportivas permearam os meus dias. Nesses anos todos eu só me arrependia de uma escolha que havia feito, e que hoje sei que estava ligada à minha ansiedade: fumei por um bom tempo, e como consequência tive um pequeno enfisema pulmonar. Estou limpo do cigarro há treze anos, mas a verdade é que, quando fiz 54, depois de ter construído uma carreira de sucesso como comunicador e como gestor público, inclusive na área da produção cultural do meu estado, a ficha caiu: eu estava vivendo um período de alto risco de saúde em todos os âmbitos.

Naquele momento eu estava com um sobrepeso de 20 quilos, tinha diversos *trigger points* (pontos de gatilho de dor) nas costas e produzia doze vezes mais um hormônio chamado prolactina, o que me levou a uma disfunção sexual. Além de tudo, eu enfrentava um nível de estresse crônico perigoso. Com 50 e poucos anos, ou tomava certas atitudes ou poderia ser levado por um mal súbito. Ou eu mudava muita coisa na minha vida, ou não chegaria a envelhecer.

Foi aí que veio a grande virada de chave. Eu precisava de um tratamento integrativo de saúde, de uma abordagem holística que me trouxesse de volta a saudabilidade perdida. Tudo isso vou explicar mais durante o livro.

Entre os vários caminhos que busquei para me encontrar na abordagem integrativa, uma nova prática mudou minha vida para sempre: meditar. Fiz um curso de meditação transcendental e logo depois outro, dessa vez um protocolo de oito semanas em *mindfulness*.

Aquilo me impactou profundamente, tanto que me inspirou a me tornar um profissional dessa área. Me matriculei no Instituto Mente Aberta, chancelado pela Universidade Federal de São Paulo, para fazer uma especialização no protocolo científico *Mindfulness-Based Health Promotion* (MBHP) — em tradução livre, promoção da saúde baseada na atenção plena. Dois anos depois, já certificado, eu atendia principalmente pessoas idosas no Grupo Cynthia Charone, uma referência nacional no atendimento a essa população.

Nesse período fui convidado a fazer outra especialização, desta vez no Instituto Einstein, e me formei em gerontologia. E foi assim que a vida acabou me conduzindo para o caminho do envelhecimento bem-sucedido.

Hoje, com 62 anos, as ferramentas do *mindfulness* e o cardápio da medicina de estilo de vida construíram para mim uma jornada de envelhecimento bem-sucedido. Com todas as taxas dentro da normalidade e uma idade biológica pelo menos vinte anos abaixo da cronológica, tenho convicção de que, se rejuvenescer ainda não é possível, retardar o envelhecimento está ao alcance das nossas escolhas e atitudes.

Percebo com clareza que essa minha jornada me levou a conquistar uma coisa que muitos almejam, mas nem todos conseguem: o amadurecimento. De nada adiantaria envelhecer com saúde sem amadurecer. Se as ferramentas da gerontologia trazem para mim uma situação biologicamente favorável de envelhecimento, foi o *mindfulness* que me proporcionou o amadurecimento. Quando uno essas duas possibilidades, me sinto feliz e equilibrado.

MAS O QUE É AMADURECER?

Comentei no início do livro que as pessoas querem a fonte da juventude, mas quase ninguém se interessa em ir atrás da fonte da maturidade. Hoje em dia, "fontes de juventude" são vendidas em creminhos milagrosos, seringas cheias de botox e terapias de nomes estranhos como *bichectomia*. Vendem até o que não podem entregar: rejuvenescimento. Já os que se dispõem a mergulhar na fonte da maturidade precisam de disposição, muito fôlego e uma vontade danada de ir além da mera aparência.

Não existem fórmulas, encapsulados milagrosos ou injeções para *maturare* (é assim que o latim define "amadurecimento"). Os dicionários dizem que *amadurecer* significa estar pronto para desfrutar de algo ou para lidar com alguma situação, dominando-a. Achei interessante essa definição, porque eu quero *mesmo* ser mestre da minha existência.

O problema é que ser maduro dá um trabalho danado. Imagine se responsabilizar por tudo de bom ou de ruim que você faz e escolhe. Acho até que esse é o primeiro e principal sintoma de que a maturidade está chegando: ter a consciência exata de que na minha jornada tudo estará nas minhas mãos, principalmente a responsabilidade sobre minhas atitudes e escolhas.

Distribuir culpas é coisa de gente jovem (aliás, a juventude justifica tudo). Quando iniciamos a vida adulta, seguimos a filosofia do Homer Simpson: *se a culpa é minha, eu a jogo para quem eu quiser*. Para que serve viver muito, ter uma vida longeva, sem maturidade? Ora, sem maturidade tenho grandes possibilidades de ser egoísta, um narcisista doentio, alguém provavelmente sem empatia e talvez nenhuma compaixão. Se colocar no lugar do outro, se esforçar para cessar ou diminuir a dor do outro, é coisa de gente madura.

Sem maturidade, corremos o maior de todos os riscos: achar que somos independentes. E nós dependemos uns dos outros o tempo todo. Foi a maturidade que me trouxe a compreensão de que toda grande ou pequena escolha que faço afeta, para o bem ou para o mal, outras pessoas além de mim.

Uma vida longeva sem maturidade serve muito pouco. Talvez sirva só para *a pessoa*, afinal sem maturidade a vida se resume ao que *eu* sou, ao que *eu* tenho e ao que *eu* desejo ter. Sem maturidade, viver é um monólogo.

A maturidade é esperta, pois se esconde atrás da idade, um estratagema que muitas vezes nos confunde. O que eu quero dizer é que nem sempre a idade avançada de uma pessoa garante que ela é madura, assim como uma pessoa jovem não é necessariamente imatura. Entendo que a maturidade é uma condição que se persegue, que se deseja alcançar, e desejar é querer e agir.

Não é o envelhecimento que traz a maturidade; na verdade ele é a última chance que temos de alcançá-la, a última parada do último trem para a derradeira viagem. E eu quero que o meu encontro com a finitude renda uma boa colheita. Amadurecer talvez seja isso, estar pronto para a colheita!

COLHEITA MADURA

Segundo a regra geral, para ser colhido, o fruto precisa estar maduro, mas, para amadurecer — lá atrás —, o plantio deve ser eficaz: encontrar um bom terreno, preparar a terra, escolher boas sementes, semear e depois cuidar do que foi plantado. Uma jornada trabalhosa, que requer disciplina, atenção e compromisso. Um percurso feito de escolhas e atitudes.

O que eu quero dizer é que, quanto mais cedo começarmos a preparar o terreno para o envelhecimento, mais tarde vamos senti-lo por perto, e aqui falo das limitações que todo processo de envelhecimento sempre traz. Até hoje ninguém conseguiu escapar da nossa natural *involução biológica*, mas podemos adiar o encontro com ela.

Partindo do pressuposto de que todos nós somos pessoas idosas em treinamento, o ideal é vestirmos logo a roupa de treino, colocarmos nossa chulipa (palavrinha antiga, hein?! Os sessentões saberão que a gente chamava tênis de chulipa) e começarmos a treinar de verdade para o envelhecimento inevitável.

Sempre me fazem esta pergunta: "Quando devo começar a me preocupar com o meu processo de envelhecimento?". E a resposta é: ontem! Ontem é sempre o melhor dia para escolher envelhecer bem.

Comece *ontem* a fazer boas escolhas e a ter boas atitudes para envelhecer bem. Se você começar logo a escolher bem e a ter boas atitudes a favor do bom envelhecimento, o seu hoje e o seu amanhã com certeza serão melhores. Se você começou cedo a escolher bem e a ter boas atitudes, não só vai envelhecer bem como será um jovem mais saudável. Sempre digo que quem se preocupa em envelhecer bem vive melhor qualquer fase da vida.

Mas por onde começar? Por onde passam as boas escolhas e as boas atitudes para envelhecer bem? Onde devo realizar meu plantio para que o resultado da colheita seja o envelhecimento bem-sucedido?

O plantio passa por seis eixos:

1. Alimentação balanceada.

2. Sono reparador.

3. Atividade física.

4. Gestão do estresse.

5. Gerenciamento do consumo de substâncias tóxicas.

6. Conexões sociais.

Se você conseguir se equilibrar sobre esses seis eixos de saudabilidade, estará promovendo saúde para si mesmo em qualquer fase da vida, e eu garanto que sua colheita será bem-sucedida.

O equilíbrio nesses eixos sempre será uma conquista atrelada à maturidade. Quanto mais maduros nos tornamos, maior comprometimento e resiliência temos para conquistar e manter a saúde, o que vai nos conduzir inevitavelmente a um envelhecimento bem-sucedido.

Ao longo deste livro, vamos conversar sobre cada um desses eixos.

ENVELHECIMENTO BEM-SUCEDIDO: NOSSA LINHA DE CHEGADA

Conseguir envelhecer, por si só, é uma dádiva. Muitos nem conseguem chegar a essa etapa da vida. No nosso país, cerca de 300 mil sofrem morte súbita todos os anos, segundo pesquisas de 2023 do DATASUS. Além disso, é grande o número de jovens brasileiros que não têm chance de envelhecer — e o suicídio é uma das principais causas. É por isso que digo que envelhecer é um privilégio, muito embora alguns digam que se trata de um fardo.

Eis um dos grandes paradoxos da nossa existência: quase todos nós queremos viver bastante, mas a maioria rejeita o envelhecer, que é o caminho inevitável para continuar vivo. E essa negação do envelhecimento forja nas nossas estruturas sociais o etarismo, que é o preconceito contra a pessoa idosa. Um preconceito que está dentro de todos nós, que adoece e mata, social e biologicamente, suas vítimas.

Mas voltemos ao envelhecimento bem-sucedido.

Um processo de envelhecimento bem-sucedido deve abranger quantas áreas? O que temos de conquistar para, lá na frente, sentir que envelhecemos bem? Dependendo da fonte pesquisada, esses pilares se modificam em número e conceito, mas, basicamente, são estes:

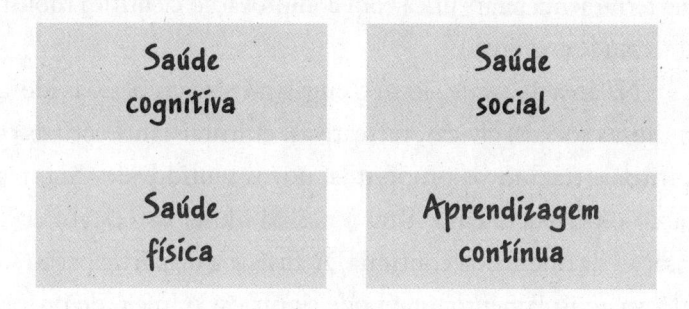

Saúde cognitiva	Saúde social
Saúde física	Aprendizagem contínua

Muitos especialistas no assunto incluem um quinto eixo, que é controverso, mas que todos nós concordamos que é essencial: a saúde financeira. Ter segurança financeira na velhice é vital para que a longevidade seja vivida com saúde, já que o dinheiro proporciona acesso a boa alimentação, remédios, caso sejam necessários, bons médicos e, quem sabe, um plano de saúde, um luxo para a maioria das pessoas idosas no Brasil.

Considero a saúde financeira um assunto polêmico porque há pessoas que gozam de excelente condição nessa área, mas, desprovidas de maturidade, fazem escolhas equivocadas que as afastam do viver saudável na velhice.

O fato é que, com o avanço da *gerociência* — a ciência do envelhecimento —, o que não falta são novas possibilidades para cada um dos quatro pilares do envelhecimento saudável.

Na área da *saúde cognitiva*, por exemplo, algumas escolhas simples estimulam a boa saúde, por exemplo, a leitura, jogos de tabuleiro, atividades físicas (a musculação é hoje um grande marcador de longevidade), caminhadas (uma prática excelente para estimular a fabricação de neurotransmissores, essenciais para a cognição) e atividades artísticas (a arte-educação é uma ferramenta terapêutica com comprovação científica robusta para a saúde cognitiva).

Na área da *saúde social*, o engajamento das pessoas idosas em causas sociais, cívicas, recreativas, culturais, intelectuais ou espirituais traz novos propósitos, novos sentidos de vida, realização e pertencimento. Para a pessoa idosa, isso estabelece a sensação de que a vida continua. A ausência de participação social leva ao isolamento, que pode significar o início de processos depressivos e de ansiedade. Segundo pesquisa do Instituto Brasileiro de Geografia e Estatística (IBGE) de 2019, as pessoas idosas lideram o ranking da população de depressivos no Brasil.

Muitos artigos científicos apontam que a participação social de pessoas idosas diminui os riscos de mortalidade e reduz a possibilidade de depressão e suicídio.

Na área da *saúde física*, a ciência vem definindo um conceito que diz muito sobre a importância da atividade física para qualquer idade e qualquer propósito, mas sobretudo para o processo de envelhecimento. Para os pesquisadores, o sedentarismo é o novo cigarro, ou seja, não se mexer oferece tanto risco à saúde quanto fumar.

Na pessoa idosa, os riscos do sedentarismo se potencializam. Um exemplo: um dos maiores medos das pessoas idosas é cair, porque uma queda pode ter como consequência a internação, e ficar em um leito de hospital pode ser o início do fim. Tenha em mente, então, que a atividade física desenvolve o tônus muscular, o que proporciona mais equilíbrio e firmeza, o que ajuda a evitar os tombos.

Mas os benefícios não param por aí. Exercícios de força, como a musculação, deveriam fazer parte da rotina diária de pessoas idosas. Isso porque todos nós vamos ter que enfrentar, cedo ou tarde, um processo natural de perda de massa muscular chamado *sarcopenia*. Com menos músculos, os riscos de queda aumentam e ameaçam nossa independência e autonomia para realizar tarefas essenciais do dia a dia.

Por último, o pilar da *aprendizagem*. Existe um conceito chamado *lifelong learning*, que quer dizer aprendizado continuado. A atitude de querer sempre buscar novos aprendizados é importantíssima para qualquer processo de envelhecimento bem-sucedido. A sede de novos conhecimentos pode ajudar a pessoa idosa em uma provável redefinição de carreira, ou até mesmo na reinserção no mercado de trabalho depois da aposentadoria. No mínimo, o aprendizado contínuo traz benefícios para a saúde cognitiva e social.

DICAS DE ALIMENTAÇÃO

A maioria das doenças tem origem em um processo de estresse oxidativo, que é o desequilíbrio entre a produção de oxidantes (radicais livres) e as defesas antioxidantes. Você adoece quando os seus níveis de antioxidantes não estão altos o suficiente para combater os efeitos dos radicais livres.

Além disso, é sempre importante avaliar a capacidade inflamatória dos alimentos que estamos consumindo. Eu sei que parte da comunidade científica torce o nariz para esse tema, mas aqui me baseio no trabalho de Elizabeth Blackburn, ganhadora do Nobel de Medicina de 2009, do neurologista David Perlmutter, que escreveu o livro *A dieta da mente*, e do pesquisador Dale Bredesen, que chefiou o programa de envelhecimento no Burnham Institute e hoje é professor da Universidade da Califórnia. Os três especialistas apontam a alta capacidade inflamatória de quatro alimentos:

- Trigo
- Leite e derivados
- Carne vermelha
- Açúcar

Pelo sim, pelo não, que tal diminuir substancialmente o consumo desses alimentos e aumentar o consumo daqueles com comprovada capacidade anti-inflamatória, como cúrcuma e gengibre? Todos os dias eu faço, por exemplo, o delicioso *golden milk*. Para prepará-lo, basta misturar os ingredientes a seguir e depois polvilhar canela.

GOLDEN MILK

- 1 xícara (chá) de leite de aveia;
- 1 colher (chá) de cúrcuma;
- 1 colher (chá) de gengibre em pó;
- pimenta-do-reino preta para ativar a curcumina;
- 1 colher (chá) de TCM (triacilglicerol de cadeia média), ou óleo de coco.

Não são poucos os benefícios proporcionados pelo *golden milk*:

- previne doenças degenerativas;
- tem efeitos anti-inflamatórios;
- ajuda a ter uma pele mais saudável;
- reduz o risco de doenças cognitivas.

Outra área de estudo da gerociência é a *psiquiatria nutricional*, um novo campo de pesquisa sobre o eixo intestino-cérebro. Cada vez mais evidências científicas são encontradas entre uma microbiota em disbiose, ou seja, ter a flora intestinal em desequilíbrio, e doenças como a depressão, por exemplo (vou falar sobre isso mais adiante no livro). Isso significa que ter uma microbiota equilibrada é importante para a nossa saúde mental. Alimentos fermentados ajudam a construir uma microbiota rica em probióticos essenciais, que por sua vez ajudam a promover a saúde mental.

Costumo preparar aveia fermentada, que é fácil de fazer e eu uso em várias receitas. Anote o passo a passo:

- Separe um vidro esterilizado com tampa.
- Coloque dentro dele 1 xícara (chá) de aveia (geralmente uso farelo de aveia).
- Junte 1 xícara (chá) de água filtrada em temperatura ambiente.
- Tampe o vidro com um pano fino limpo ou voal, vedando bem, e guarde em um armário.
- Todos os dias, abra o vidro e cheire a aveia. Quando estiver com aroma de iogurte, é porque a fermentação está no ponto. Se a temperatura da sua cidade é de 27 graus para mais, o processo de fermentação pode se dar em até dois dias. Se na sua cidade as temperaturas são mais baixas, o processo de fermentação será mais prolongado. O cheiro de iogurte é o melhor indicador de que a fermentação chegou ao ponto certo. Quando isso acontecer, retire o pano que cobre a boca do vidro, feche com uma tampa e coloque-o na geladeira. Isso vai interromper o processo de fermentação.
- A partir daí, a aveia fermentada está pronta para uso. Depois de pronta, essa aveia fermentada dura uma semana.

Vou compartilhar também uma das receitas que faço com a minha aveia fermentada.

IOGURTE DE AVEIA FERMENTADA E FRUTAS VERMELHAS

- Coloque no liquidificador:
- 2 colheres (sopa) de aveia fermentada;
- 30 g de mirtilo;
- 30 g de uva sem casca;
- 6 morangos.
- Bata tudo, despeje em um pote com tampa e guarde na geladeira.

Entre outros benefícios, a aveia fermentada:

- coloniza o intestino, protegendo as mucosas;
- regula substâncias que inflamam o corpo;
- melhora as funções intestinais;
- recupera a microbiota (flora intestinal) após o uso de antibióticos;
- elimina microrganismos que provocam doenças intestinais;
- ajuda no fortalecimento do sistema imunológico;
- ajuda na perda de peso;
- ajuda a diminuir os níveis do colesterol LDL, que muitas pessoas chamam de "colesterol ruim";
- ajuda a reduzir o estresse e a melhorar a qualidade do sono;

- auxilia na absorção de micronutrientes essenciais, como minerais e vitaminas.

As frutas vermelhas, por sua vez:

- protegem o organismo contra a ação dos radicais livres;
- ajudam na promoção da saúde intestinal;
- ajudam a fortalecer o sistema imunológico;
- auxiliam na prevenção da anemia;
- aumentam a saciedade;
- têm ação anticancerígena e desintoxicante.

Escolhas e atitudes simples como preparar aveia fermentada e o seu próprio iogurte vão ajudar a promover um envelhecimento saudável, não importa a sua idade hoje. Aqui estamos falando sobre alimentação, mas os outros eixos fazem parte da busca do equilíbrio para alcançarmos a saudabilidade integral tão necessária.

Envelhecer é difícil porque ninguém nos ensina. Sempre foi uma pauta meio esquecida, pelos que poderiam ensinar e por todos nós, que deveríamos estar abertos a aprender. Meu propósito neste livro é apontar algumas direções e compartilhar os caminhos que tomei, as escolhas que fiz e as direções para onde estou seguindo.

Vamos tentar aprender a envelhecer juntos.

2.

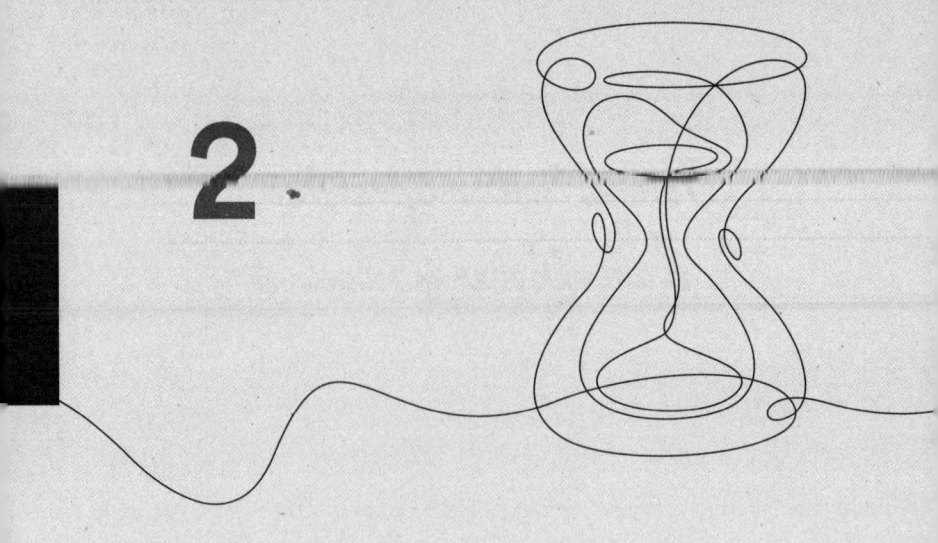

Nunca envelheci antes

Por que não me ensinaram?

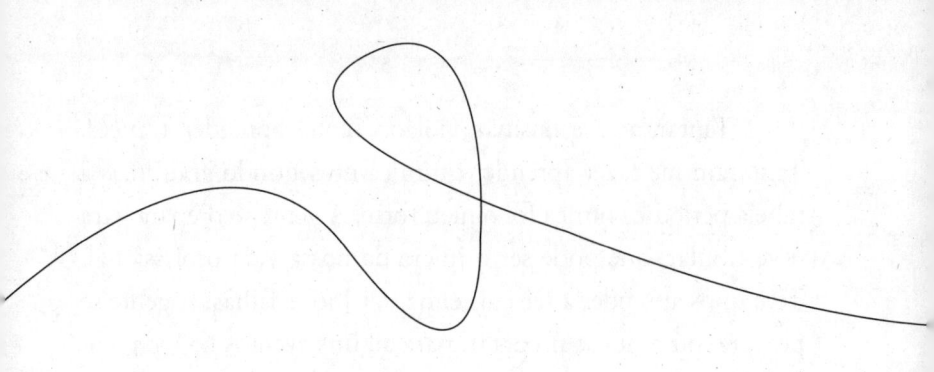

Tenho amigas e amigos que me inspiram, e, quando essa amiga é uma 50+ inteligente, estilosa (e o estilo necessariamente envolve ter uma boa energia) e de alma moleca, eu me deixo tatuar facilmente pelos traços de uma pessoa assim.

A frase que está no título deste capítulo chegou até mim pela Cris Guerra, uma paixão de amiga que está fazendo a transição para Cris Pàz. "Nunca envelheci antes" virou uma tatuagem da Cris em mim, uma marca para a vida toda e uma reflexão permanente. Conforme comentei lá no início, provavelmente vai estar na capa de um livro sobre envelhecimento que ela vai criar.

As duas polaridades da Cris você encontra nos perfis @eucrispaz e @eucrisguerra. Foi do coração dela que partiu a declaração que nomeia este capítulo, e que acredito traduzir um sentimento universal das pessoas idosas. Fiz uma prazerosa minicuradoria em alguns textos das obras da Cris e escolhi doze para interpretar em vídeo. Toda semana subia um.

O fato é que esse pensamento nunca mais saiu da minha cabeça, nem do meu coração, porque ele me confronta com uma verdade inexorável e implacável.

Tentaram me ensinar violão. Tentei aprender francês. Tentaram me fazer aprender química no segundo grau, mas a tabela periódica nunca foi o meu forte. A gente se prepara para o vestibular, que pode ser o início da nossa vida profissional. Tentamos aprender a ser pais e mães, filhos e filhas. A gente se prepara, ou tenta se preparar, para alguns eventos da vida, enfim, mas é difícil achar alguém que se prepare para envelhecer. Até porque quem é que ensina essas habilidades? E na verdade eu acho que pode faltar aluno.

Querer se preparar para o envelhecimento pressupõe reconhecer e acolher o envelhecimento, mas a regra geral é que ele seja renegado. E aí nasce o preconceito contra a velhice.

O *etarismo* é algo tão poderoso que a primeira vítima é a nossa própria velhice. Negamos nossa velhice com um excesso de procedimentos estéticos, negamos nossa velhice com centenas de filtros sociais. Negamos nossa velhice porque, culturalmente, a sociedade traduz a pessoa idosa como frágil, improdutiva, acomodada, adoecida e, portanto, trabalhosa. E quem quer ser visto desse jeito?

Não desejamos ser vistos como alguém que a sociedade já descartou, e então criamos uma imagem que seja aceita e que nos valide como cidadãos. Quem tem condições recorre a mudanças na aparência em vários âmbitos. Não estou julgando quem faz procedimentos ou usa creminhos e encapsulados muitas vezes eficazes. Se a prevenção da velhice está cientificamente à disposição de quem tem acesso, realmente não vejo nada demais. Mas posso fazer uso de tudo isso sem precisar negar meu envelhecimento, sem precisar querer ser ou parecer ser jovem.

Mas por que é tão difícil acolher a velhice? Tenho um palpite, nada além de intuição. Acolher o envelhecimento é aceitar a finitude de todas as coisas, é abraçar a impermanência e entender que tudo é passageiro. Tudo acaba, inclusive nós. Entendo que é essa negação da impermanência da vida que nos faz empurrar com a barriga as escolhas e as atitudes que temos de adotar o quanto antes para envelhecer de maneira bem-sucedida.

E como é que vou aprender a ser uma pessoa idosa, o que inevitavelmente serei, se nem me dou conta de que isso já está em mim?

Por que não me ensinaram a envelhecer, já que essa é necessariamente a primeira etapa da vida, companheira certa de todas as outras que virão? O envelhecer acorda conosco todos os dias, desde o primeiro suspiro que damos. Nascemos e no instante seguinte já estamos um pouco mais velhos. Todos os dias eu acordo e o envelhecimento me dá bom-dia. Quanto mais quero viver, mais envelheço.

O certo é que, mesmo negando o envelhecimento, ele não vai desgrudar de mim até que eu resolva partir. Quando era criança, o envelhecimento já estava comigo. Na adolescência dificilmente eu percebia, mas o envelhecimento estava lá, olhando para trás e vendo a criança que ficara no passado. Na juventude, não sei por onde o envelhecimento andava. Quando somos jovens, nos sentimos superpoderosos e meio imortais, mas o envelhecer não dá bola para o nosso ar de superioridade e continua lá, se fazendo presente todo dia. Quando me tornei adulto, pareceu que finalmente um espaço de intimidade se abrira, e resolvi chamar o envelhecimento para sentar do meu lado.

Alguns desenvolvem a habilidade de olhar para o envelhecer com carinho e respeito, e dessa forma ele nos apresenta uma amiga linda, uma pequena (no Norte, *pequena* é sinônimo de *mulher*) cujo nome é *maturidade*. Felizes aqueles e aquelas que a encontram. Mas quanto tempo se passou até que eu fosse ao encontro da maturidade? O que eu deixaria de perder se entendesse a frase da Cris Guerra o quanto antes? *Eu **sempre** envelheci*.

Talvez, então, as lições sobre o envelhecimento nunca tenham sido dadas porque nunca foram vividas de forma consciente.

PESSOA IDOSA? PESSOA SÁBIA!

Existem muitos sinônimos para idosa/idoso. Eu gosto de ter contato com as palavras, para sentir o peso de cada uma e avaliar como ressoa dentro de mim. Quando falo idoso, no que você pensa?

- antigo
- decrépito
- arruinado
- caduco
- decaído
- senil

E quando eu sopro no seu ouvido a palavra *sábio*, para onde vai sua imaginação?

- evoluído
- esclarecido
- erudito

Não é novidade que *sábio* também é sinônimo de *idoso*, mas o etarismo nos nega essa boa visão do envelhecimento. Quando a palavra *idoso* vem à mente, não enxergamos o sábio, o esclarecido, o erudito. Talvez porque perversamente insistimos em perceber a pessoa idosa como antiga, decrépita, arruinada, caduca, decaída e senil. Por isso a maioria prefere fugir desse termo. Não culpo ninguém. Muitas vezes esse lugar, o da velhice, não é muito confortável de estar.

Não romantizo a velhice. Dependendo do lugar onde você está, ela pode ser algo bem desconfortável de ser vivido. Existem muitas velhices, e cada uma tem seu conjunto de desafios, desconfortos e delícias. Ser uma pessoa idosa negra, por exemplo, é totalmente diferente de ser uma pessoa idosa branca. Homens e mulheres têm envelhecimentos totalmente distintos (não tenho dúvida de que a mulher está envelhecendo melhor, apesar de enfrentar o machismo e o patriarcado). A pessoa idosa gay tem desafios muito diferentes da pessoa idosa heteronormativa. Chegar à velhice com segurança financeira é muito diferente de ser uma pessoa idosa que vive sem uma renda digna.

Então, não é possível se colocar apenas no lugar de pessoa idosa, como se a velhice fosse uma coisa só. São muitos os lugares do envelhecimento, e, em um país como o Brasil, onde a desigualdade social promove uma quase eugenia, há pessoas idosas vivendo em vários níveis de insegurança e experimentando o envelhecimento como um grande fardo, por conta de situações como estas:

- insegurança habitacional
- insegurança afetiva
- insegurança alimentar
- insegurança patrimonial
- insegurança física

Tente se imaginar sem uma casa para morar, sem um círculo social que lhe dê afeto, se alimentando mal (muitas vezes ficando sem comer), sendo roubado pela família (quem consegue juntar algumas economias não raramente é roubado pela própria família) e, quem sabe, sendo agredido fisicamente e maltratado. Conseguiu sentir o que seria envelhecer nessas condições? Há muitos 60+ convivendo com essas múltiplas inseguranças.

Ter moradia é um direito estabelecido no Estatuto da Pessoa Idosa, a Lei n. 10.741, de 2003. Segundo o artigo 37 do Estatuto, a pessoa idosa tem direito à moradia digna, podendo viver com a família ou, se preferir, morar desacompanhada dos familiares ou em uma instituição pública ou privada.

Em dez anos, o número de pessoas idosas morando em albergues ou instituições de longa permanência aumentou 65%, segundo o último censo demográfico de 2022 feito pelo IBGE. Isso me leva a acreditar que boa parte desses indivíduos foi abandonada pela família, o que os relega à insegurança afetiva. O mesmo Estatuto da Pessoa Idosa estabelece, no seu artigo 38, inciso I, que deve haver reserva de pelo menos 3% das unidades habitacionais residenciais dos projetos públicos de moradia para atendimento a esses indivíduos. Envelhecer sem ter onde morar é um estressor crônico capaz de adoecer suas vítimas.

Além disso, quando olha para o prato, a maioria das pessoas idosas encontra a fome. Segundo pesquisa do DATASUS (o departamento de informática do Sistema Único de Saúde), a desnutrição mata mais pessoas idosas do que crianças no Brasil. Em 1980 morriam 58 crianças a cada 100 mil habitantes. Em 2015, mais de trinta anos depois, esse número caiu para apenas duas crianças a cada 100 mil habitantes. Nesse mesmo período, o total de pessoas idosas mortas pela fome aumentou de 15 para 21 a cada 100 mil habitantes.

Como envelhecer bem sem comida de qualidade no prato?

Outro problema é a insegurança patrimonial, cujos índices não param de crescer. Naturalmente, é mais fácil roubar de uma pessoa idosa do que de uma criança. Números divulgados pela Ouvidoria Nacional de Direitos Humanos (ONDH), do Ministério dos Direitos Humanos e da Cidadania (MDHC), constataram que são as pessoas idosas as maiores vítimas de violações aos direitos humanos. De janeiro a julho de 2022 foram registradas 44 mil denúncias, e, desse total, 12 mil estavam relacionadas à violência patrimonial ou financeira contra a população 60+. Você deve conhecer uma pessoa idosa que sofreu um golpe financeiro, por exemplo, ou foi roubada pelos próprios familiares.

E finalmente a covardia. Trago aqui mais números, agora da Ouvidoria Nacional de Direitos Humanos, do Ministério dos Direitos Humanos e da Cidadania (MDHC). Só no primeiro trimestre de 2023, o MDHC registrou 202 mil casos de violência contra a pessoa idosa, e no mesmo período do ano anterior foram 102 mil casos. Um aumento de 97% na violência contra esse indivíduo.

Agora que você parou para respirar, pergunto: dá para romantizar o envelhecimento no Brasil? A situação não é ruim para todos, mas é péssima para muitos. Se não é assim para você, honre a possibilidade de envelhecimento que ganhou, ou conquistou, fazendo o bem para si mesmo e para tantos quantos a sua compaixão e empatia puderem alcançar.

A GERAÇÃO WOODSTOCK REVOLUCIONANDO O ENVELHECIMENTO

Acho que minha geração foi a primeira a envelhecer de modo diferente de seus pais. Esperar o quê de uma galera que nasceu sob as bênçãos dos acordes libertários de uma sociedade que queria paz e amor, que teve acesso à pílula anticoncepcional, que curtiu o rock 'n' roll e desfrutou de muita, mas muita liberdade?

Falo dos *baby boomers*, da geração Woodstock. Os que estão chegando aos 60 hoje foram paridos em uma sociedade que já contestava, e muito, o *establishment*. Nós viramos de cabeça para baixo a ordem ideológica, econômica, política e legal. Era esperado que os adolescentes rebeldes daquela época virariam os 60+ que questionariam o tal do envelhecimento. Somos nós, a nossa geração que está chamando a sociedade para conversar.

Não à toa, as discussões sobre etarismo cresceram. Somos nós que estamos indignados com o olhar enviesado sobre o envelhecimento. Somos nós, que lutávamos contra preconceitos lá atrás, que agora estamos promovendo um levante contra o etarismo. Não nos enxergamos decrépitos, frágeis, ultrapassados e improdutivos. Já conseguimos mudar aquela ilustração usada nas vagas de estacionamentos e em lugares públicos que representava a pessoa idosa tentando caminhar com uma bengala. Pegamos aquela bengala e demos com ela na cabeça dos preconceituosos, e com isso muitos valores vêm mudando.

É pouco, mas já diz muito.

Nós nos vestimos de maneira diferente de como nossos pais se vestiam, escutamos músicas diferentes das que eles escutavam, temos valores totalmente díspares dos deles. Não somos pessoas idosas querendo ser jovens. Somos uma geração de pessoas que insistem em continuar contemporâneas. Aceitamos ser chamados de idosos e idosas, mas jamais de ultrapassados, improdutivos, atrasados ou frágeis. Somos os novos velhos e velhas.

Existe uma revolução acontecendo: a *revolução do envelhecimento*. E, de novo, são as mulheres que estão na frente. Foi assim com o feminismo, e está sendo assim com o envelhecimento. Enquanto os homens estão vivendo menos, e muitos cometem suicídio (70% dos suicidas brasileiros são homens, e, destes, 49% são 45+, segundo a Secretaria de Vigilância em Saúde, do Ministério da Saúde), elas resolveram sair de casa, procurar as amigas, estão se cuidando mais, deslizando pelas pistas de dança dos bailes da saudade e das boates, indo para a academia, viajando, começando uma nova profissão — continuam florescendo. E os homens ficaram para trás por causa do machismo — mais tarde você vai entender por que faço essa afirmação.

Tendo esse cenário diante de nós, vamos conversar um pouco sobre saúde de gênero e compreender como ela pode afetar, para o bem ou para o mal, o nosso estado de envelhecimento bem-sucedido. Sugiro aqui a leitura de um artigo escrito pela doutora em medicina preventiva Rita Barradas Barata intitulado "Relações de gênero e saúde".

Eu pensava que não passava de mera intuição minha, mas o assunto já está sendo pesquisado pela ciência. Em seu artigo, a dra. Rita demonstra que o homem acaba se expondo com maior frequência a situações de risco à saúde e por isso morre mais cedo.

> Apenas em culturas que praticam o infanticídio feminino, ou em sociedades onde a assistência à gestação ou ao parto é muito precária, a mortalidade pode ser maior entre as mulheres em certos grupos etários. Esse fato é geralmente atribuído à diferença na exposição a fatores e situações de risco ao longo da vida, que costuma ser maior entre homens, seja a exposição a situações insalubres de trabalho, seja em relação a comportamentos nocivos para a saúde, tais como consumo exagerado de álcool, cigarros e outras drogas e a exposição mais frequente a situações de risco para acidentes e violências.
>
> Esses dados podem indicar diferença de gênero, pois não há razões estritamente biológicas para que os homens apresentem maior mortalidade geral em todas as idades e,

consequentemente, menor esperança de vida ao nascer. As diferenças mencionadas certamente refletem diferenças de gênero, da construção social e cultural do masculino e do feminino em nossa sociedade.

Para início de conversa, as mulheres vivem mais. Segundo o último censo de 2022, feito pelo IBGE, elas têm uma expectativa de vida sete anos maior que a dos homens. Enquanto as mulheres vivem oitenta anos, nós vivemos 73, em média. Os dados da Pesquisa Nacional de Saúde (PNS) talvez consigam explicar isso. Em 2019, dos 160 milhões de pessoas que foram ao médico, 84% eram mulheres. Do total de homens que procuraram consultas médicas, apenas 69% tiveram essa preocupação com o autocuidado.

Existe ainda outra particularidade nos números da PNS. Enquanto as mulheres procuram o médico preventivamente, os homens buscam o sistema de saúde só quando precisam curar algo e, mesmo assim, quando diagnosticados com alguma doença, são mais propensos a não aderir ao tratamento. Parece que autocuidado não é coisa de "homimacho".

Quer mais questões comportamentais que ajudam a diminuir a expectativa de vida do homem com relação à mulher? Existem teorias e pesquisas que indicam que os homens são mais propensos a comportamentos de risco, como fumar, beber em excesso e estar acima do peso. Também são mais propensos a se envolver em brigas no trânsito e tiroteios. Uma rápida consulta sobre a população carcerária no Brasil traz números reveladores.

De quase 1 milhão de presos no Brasil, apenas cerca de 30 mil são mulheres, segundo os números do DEPEN (Departamento Penitenciário Nacional), atualizados em julho de 2023.

Quando tento traduzir esses números do adoecimento masculino, minha intuição diz que o machismo pode ser a causa de fundo de tudo isso. O gênero masculino está adoecido pelo machismo, e talvez seja esse o motivo para os homens não se cuidarem, serem mais violentos e mais tóxicos. Talvez tenhamos que discutir um novo âmbito da saúde. Além da saúde física, da saúde social e da saúde mental, é possível que precisemos discutir a *saúde de gênero*.

Com o gênero masculino adoecido, os homens terão poucas chances de alcançar um envelhecimento bem-sucedido. É o machismo que os faz evitar o toque retal e morrer de câncer de próstata. É o machismo que os faz matar suas companheiras e por consequência acabar apodrecendo na cadeia, isso quando não resolvem dar fim à própria vida. É o machismo que leva uma simples discussão no trânsito a ser resolvida na bala. O machismo mata cada vez mais mulheres, mas anda matando muitos homens também. Para boa parte deles, o envelhecimento deixa de ser uma alternativa porque o machismo chega antes. Por isso afirmo que, apesar de serem vítimas e pressionadas por uma sociedade machista e patriarcal, as mulheres acabam conseguindo envelhecer melhor.

Existe um processo de feminização do envelhecimento no Brasil. A cada ano cresce o excedente de mulheres no país. Se elas vivem mais, obviamente acabam sendo maioria. O mais interessante é que um grande contingente é de mulheres viúvas, que se dizem mais felizes agora que estão sozinhas, sem os seus companheiros. São mulheres que em boa parte dos casos levaram uma vida de opressão e de limitações impostas pelos maridos. Livres do jugo do machismo, acabam se transformando em *later bloomers*, florescendo tardiamente.

Não tenho dúvida de que, se realmente a revolução do envelhecimento está acontecendo, são as mulheres que estão à frente dela. Uma rápida passada nas redes sociais mostra que o número de influenciadoras 50+ é amplamente superior ao de influenciadores homens na mesma faixa etária. É a mulher que está trazendo para as telas as questões sobre autocuidado, a luta contra o etarismo e os novos comportamentos.

Se quiser buscar saudabilidade na velhice, o homem precisará questionar a construção do seu masculino, para ter chance de ser maduro e saudável.

Aqui vale mais um exercício intuitivo de um homem machista que sou (sim, o machismo não tem cura). Por que o machismo nos adoece ainda mais na velhice? Ora, nossa masculinidade foi forjada por três Ps: *Prover*, *Poder* e *Performar*. Esses Ps se permeiam e sempre foram usados historicamente para nos manter no topo da pirâmide. Invariavelmente, porém, quando envelhecemos, os três Ps perdem a potência. Com a aposentadoria, nossa capacidade de *prover* diminui, e consequentemente o P de *poder* também fica abalado. O P que restou nem se fala, pois qual é o homem que depois dos 60 consegue manter a mesma performance de quando tinha 30 anos?

Sem os três Ps que sempre mantiveram a nós, homens, no topo da pirâmide social masculina, ficamos desnorteados, sem saber o que fazer, ou melhor, fazendo besteiras, como nos isolar, fugir, nos deprimir e, por fim, morrer antes das mulheres. Quer saber se a minha intuição está certa? Pergunte a uma mulher madura se é fácil encontrar um homem maduro e bem resolvido para se relacionar.

A revolução do envelhecimento talvez esteja produzindo uma geração de pessoas idosas solitárias, mas é preciso sair de casa e buscar alternativas.

Uma novidade no Brasil são as rodas reflexivas de masculino. Nesses encontros, homens descontentes com suas masculinidades adoecidas conversam entre si para encontrar possibilidades de construir uma nova masculinidade, em que haja espaço para a troca de intimidade, para o compartilhamento de fraquezas e sentimentos. Hoje temos algo em torno de 190 grupos reflexivos de homens no Brasil, e um deles serve de modelo para a formação de muitas outras rodas reflexivas de masculino: o Memoh.

O nome é um achado: *Memoh* é *homem* ao contrário. O Memoh tem perfis em redes sociais e regularmente promove rodas reflexivas online com duração de três meses. Talvez a porta de saída para o machismo seja a porta de entrada nesses grupos.

Não tenho dúvida de que, quanto menos machista, mais o homem ganha em saudabilidade para, assim, poder envelhecer com equilíbrio.

SAINDO DOS APOSENTOS

A palavra é antiga e acaba sendo uma verdadeira armadilha para as pessoas idosas. Já parou para entender de onde vem a ideia de *aposentadoria*? Por que algo que muitas vezes é o grande sonho de muita gente acaba virando um fardo quando chega o momento?

A origem da palavra "aposento" deriva do latim "pousar", no sentido de parar para descansar. Mas alguém, já na sociedade industrial, resolveu criar uma armadilha social ao chamar de aposentadoria aquele momento da vida em que as pessoas já cumpriram seu tempo produtivo de trabalho e se desligam das obrigações trabalhistas.

Quer dizer, você já não trabalha nem produz mais, e agora vai para os seus aposentos. Pois é, gente! Aposentadoria vem de *aposento*, como se a vida, a partir daquele instante, se limitasse às paredes da sua casa. Uma associação que nos remete a um espaço de não trabalho, abandono e finitude próxima, com uma conotação de improdutividade e desvalorização pessoal. A aposentadoria, resguardando os direitos financeiros e de liberdade que traz consigo, é quase uma ordem para que a pessoa, a partir daquele momento, se limite a calçar chinelos, sentar na cadeira de balanço e esperar a morte chegar.

Eu acho que deveríamos pensar em uma nova palavra, menos carregada de estigmas, ou resistir aos estigmas da aposentadoria saindo definitivamente dos aposentos. Existe uma vida aqui fora para ser vivida por quem tem vontade de viver. Na velhice, o bom mesmo é *desaposentar*. Continuar girando com a vida.

O grande desafio é dar um novo sentido à nossa existência, buscar novos propósitos.

Depois da aposentadoria, o primeiro ativo que perdemos é o sobrenome corporativo. Antes eu era o Ney Messias Jr., apresentador de telejornais da TV Liberal, o Ney da TV Globo. Hoje sou apenas o Ney. Não é muito fácil acordar e não ter mais o reconhecimento profissional, as atividades inerentes à profissão, as conexões com as pessoas do meio, o poder de entrar, no meu caso, em milhares de lares diariamente. Um belo dia acordamos nos nossos aposentos, aposentados, e tudo o que dava significado à nossa vida deixa de existir.

Precisamos continuar acordando com um propósito, algo que dê significado à nossa existência. Por isso o conceito de *lifelong learning*, de aprendizado contínuo, é tão importante para a vida da pessoa idosa. São minhas novas habilidades, que continuarei aprendendo na velhice, que podem ressignificar o que sou e trazer novos propósitos à minha existência.

Talvez meu TDAH tenha me ajudado nesse aspecto. Sou inquieto demais para ficar no mesmo lugar por muito tempo.

Uma vez, fazendo uma palestra em uma universidade da minha cidade, Belém, fiz uma conta e cheguei à conclusão de que a cada dois anos e meio da minha vida eu estava envolvido com um "fazer" diferente, geralmente relacionado a um novo campo profissional. Nos últimos quatro anos, mudei totalmente o meu foco de atuação e me tornei facilitador de *mindfulness* e especialista em gerontologia, duas especializações que concluí em plena pandemia. Então, hoje acordo para atender pessoas com minhas meditações guiadas, com meus protocolos de *mindfulness* ou para traçar programas de envelhecimento bem-sucedido ao lado daqueles que desejam um envelhecer mais equilibrado. Tenho uma vida muito ativa também nos meus perfis de redes sociais, em que produzo conteúdos diários nessas duas áreas de conhecimento.

Isso quer dizer que, mesmo aposentado, sigo ativo, produtivo e cheio de novos propósitos. Escrever este livro, por exemplo, é um novíssimo propósito de vida. Nunca, nem nos meus melhores sonhos, imaginei fazer isso um dia.

Hoje eu acordo com muito mais afazeres e compromissos do que tinha antes da aposentadoria, e isso faz toda a diferença. Meus novos compromissos e propósitos acabam me estimulando inclusive a me cuidar mais, afinal preciso estar forte e saudável para continuar florescendo mesmo sendo um 60+. É assim que pretendo continuar entregando o que me proponho a entregar, para mim e para as pessoas que atendo diariamente. Precisamos, sim, deixar os aposentos para trás, nos mostrando prontos para viver a vida que ainda nos cabe. Uma vida *desaposentada*.

Talvez você olhe para mim, sem limitações físicas, autônomo e independente, sem doenças crônicas, e afirme: "É fácil para ele falar sobre envelhecer bem, afinal é saudável, não tem doenças limitantes". Longe de mim querer ser cruel. Com certeza é mais fácil envelhecer estando com saúde, mas será que só existe envelhecer feliz na ausência da dor e da doença?

O que traz felicidade para qualquer existência é um belo propósito de vida. Acordar todos os dias com objetivos em mente traz a resiliência necessária para enfrentarmos as adversidades que a vida pode impor.

Sempre cito como exemplo o grande Stephen Hawking, o maior cientista da nossa geração. Hawking conviveu desde os 21 anos com uma doença extremamente limitante, a esclerose lateral amiotrófica, que o paralisou quase totalmente. Só os olhos se mexiam. Pois Hawking escreveu doze livros teclando uma palavra por minuto apenas com o movimento dos olhos, por meio de um dispositivo que ele mesmo criou. Morreu aos 76 anos, produzindo até o último dia da sua vida.

Impossível dizer que Stephen Hawking não tenha tido um envelhecimento bem-sucedido, apesar da doença que lhe impôs tantas limitações. Falamos muito sobre longevidade saudável, e isso pode nos levar a pensar equivocadamente que só pode existir felicidade no envelhecimento saudável, na ausência da doença. Insisto que o propósito de vida é a mola propulsora da nossa frágil existência.

De uma coisa eu tenho certeza: só existe envelhecimento bem-sucedido, com ou sem doença, quando temos a habilidade de viver no momento presente, no aqui e agora. Enquanto nossa mente estiver ruminando o passado ou conectada com o futuro, vamos negligenciar o único momento real de vida que temos para viver, que é o *agora*.

Quem está envelhecendo não tem mais tempo a perder. Precisamos mudar nossa relação com o tempo.

DICAS DO SEUNEYZINHO

O artigo da dra. Rita Barata sobre relações de gênero e saúde está disponível nas Referências deste livro.

3

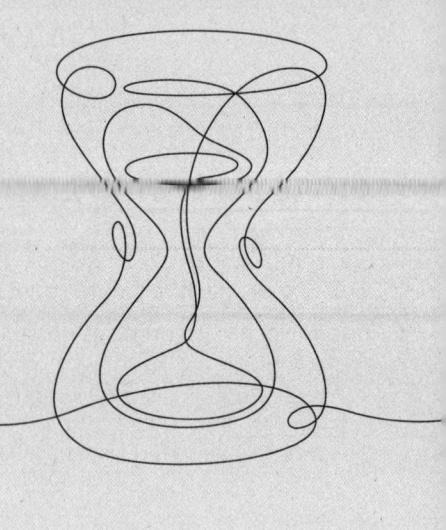

Hoje é o único tempo para envelhecer

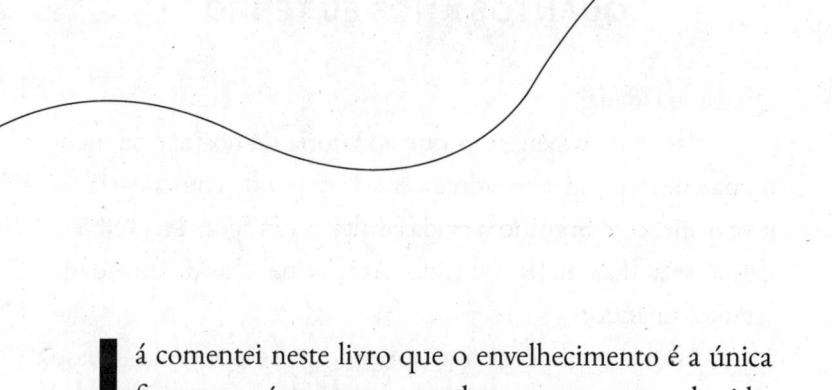

Já comentei neste livro que o envelhecimento é a única fase que está presente em todas as outras etapas da vida. Se sou criança, o envelhecimento está lá brincando, dia após dia, com a criança que sou. Se sou adolescente, o envelhecimento me provoca colocando espinhas no meu rosto e vendo de longe aquela criança que fui indo embora. Na juventude, apesar de me achar inacabável, o envelhecimento também está ao meu lado, rindo do meu equívoco de me achar imortal.

A verdade é que o envelhecimento faz parte de todas as fases da vida, desde o útero até o último sopro. Então, se envelhecer é inevitável, bora envelhecer no momento presente, afinal é no *aqui e agora* que a vida acontece.

Neste capítulo, vamos conversar um pouco sobre como envelhecer no único momento real de vida que temos:

hoje.

QUANDO ME PERGUNTAM QUANTOS ANOS EU TENHO

Qual a sua idade?

Essa é uma pergunta que a maioria de nós não se incomoda em responder na adolescência, responde com alegria na juventude, com orgulho na vida adulta e com agonia na velhice. Como se a idade definisse tudo. Até define, mas de que idade estamos falando?

Adoro essa pergunta porque, ao respondê-la, posso conversar um pouco sobre algumas idades que tenho. Todas bem importantes, e cada uma delas traduz algumas das minhas partes.

Minha *idade cronológica* é 62 anos, no exato momento em que escrevo esta linha. Por essa idade eu pouco posso fazer, pois ela não depende de mim. Ela define a minha relação cartesiana com o tempo. Sim, já vivi 744 meses nesses 62 anos, e nada muda essa conta. Mas tenho outras idades.

A nossa *idade metabólica* define muito a idade do nosso corpo biológico. Para alguns, é determinada numa relação entre o percentual de gordura e o percentual de músculos. Eu prefiro ir mais a fundo, definindo, além desses parâmetros, uma investigação sobre os nossos marcadores inflamatórios em todos os principais sistemas do corpo. Sugiro sempre que possível, por meio de exames, medir como andam esses marcadores.

Toda doença, bem como o próprio processo de envelhecimento, se estabelece por conta do estresse oxidativo no corpo e se baseia numa equação matemática de algumas variáveis, mas quero destacar aqui apenas duas: antioxidantes x radicais livres. De um lado do ringue, os radicais livres (agentes da inflamação); do outro, os antioxidantes (exército que combate os radicais livres). O resultado da equação sempre deve ser favorável aos antioxidantes. Quanto menos radicais livres no meu corpo, mais desacelera meu processo de envelhecimento e menor será minha *idade metabólica*.

Com relação à *idade telomérica*, posso fazer muito. A idade telomérica tem a pretensão de definir o quanto seremos longevos. Quanto mais eu faço pela minha saudabilidade, pela promoção da minha saúde, mais longos serão meus telômeros e mais longevo serei.

A pesquisadora norte-americana Elizabeth Blackburn ganhou o Nobel de Medicina em 2009 com um estudo sobre telômeros (você vai saber para que servem mais adiante). Ela queria descobrir se nossas escolhas e atitudes poderiam interferir no tamanho dos telômeros. Descobriu que sim, e levou o Nobel para casa.

Blackburn constatou que cinco eixos da vida são decisivos para aumentar ou diminuir os telômeros: sono, alimentação, atividade física, gestão do estresse, conexões sociais (nossas relações) e o consumo de substâncias tóxicas (álcool, cigarro etc.).

Pelos estudos da dra. Elizabeth, dormir sete horas por noite, praticar atividades físicas moderadas cinco vezes na semana, ter uma alimentação balanceada, meditar, ter boas relações sociais, deixar de lado o cigarro e beber comedidamente são escolhas que aumentam os telômeros. Caso você queira aprofundar seus conhecimentos sobre a importância dessas estruturas e sua longevidade, recomendo o livro *O segredo está nos telômeros*, uma leitura fácil e essencial para quem tem interesse em ser longevo.

E quanto à nossa *idade cármica*, o que podemos fazer por ela? As possibilidades são infindáveis. Dependendo do código de crenças que norteia sua vida, você pode escolher qualquer caminho. Quem tem como crença o espiritismo, por exemplo, acredita em reencarnação e carma, e acreditar em carma é saber que o que geramos por aqui, de bom ou de ruim, vai ser cobrado de nós aqui mesmo ou em possíveis futuras existências. Algumas religiões acreditam em vidas passadas e reencarnação. O fato é que, se acreditamos em carma, só existe uma maneira de nos livrarmos dele: sendo boas pessoas por pura convicção.

Adoro refletir sobre essa questão, porque me abre perspectivas que julgo muito importantes para todas as outras idades de vida que possamos ter. Viver é experienciar um evento de evolução e autoconhecimento interior. Longe de ser uma jornada mística, com certeza é uma jornada espiritual e de expansão de consciência. É quando entendo isso que trago alguns bons propósitos de vida para minha existência e talvez ganhe a oportunidade de qualificar o meu viver.

Mais importante do que números e gráficos é saber em que tempo de vida estou vivendo minhas idades. Isso tem a ver com o *mindfulness* e as práticas que valorizam a atenção plena. Tem a ver também com deixar de viver no piloto automático. O único tempo real de vida no qual podemos e devemos viver, principalmente o envelhecimento, é *o presente*.

EM QUE TEMPO VOCÊ VIVE AS SUAS IDADES?

Eu diria, sem medo de errar, que nove entre dez pessoas vivem no piloto automático. Esse padrão mental nos leva a pensar o tempo todo em passado e futuro, tira de nós o momento presente e nos rouba o *estado mindfulness*.

O passado não existe, porque já passou. O futuro não é agora; se fosse, ele aconteceria já. O passado é uma quase abstração, e o futuro apenas uma probabilidade. Tudo o que realmente existe é o *agora*. Tudo só acontece hoje. Neste instante.

Pare um pouco e jogue seu foco de atenção para o movimento da sua mente. Vá registrando seus pensamentos com duas etiquetas metafóricas nas mãos: passado e futuro. Quando um pensamento repousar na mesa de trabalho da sua mente, coloque uma das etiquetas nesse pensamento. Depois deixe-o ir embora, observe o próximo e escolha uma etiqueta para ele — e assim por diante.

Depois de alguns minutos fazendo esse exercício, com certeza você vai observar que a maioria dos pensamentos gerados pela sua mente está relacionada ao passado ou ao futuro. Nossa mente não para de pensar de forma ruminante no ontem e no amanhã, e por isso seguimos ausentes do hoje.

Viver no piloto automático não é saudável em nenhuma idade. É esse modo de vida que tem construído uma epidemia de doenças neuropsiquiátricas. Viver no piloto automático aumenta as chances de andarmos de mãos dadas com a depressão e a ansiedade. Em qualquer idade essas duas senhoras fazem estragos, mas depois dos 60 tudo pode piorar.

A pessoa idosa tem muita facilidade para criar conexões com passado e futuro, abrir mão de viver no presente, e isso é compreensível. Como vivemos mais, já perdemos mais e já erramos mais. Desses lugares do passado vêm a culpa, o arrependimento e o remorso. Por já termos vivido mais, também estamos mais próximos da finitude, e a proximidade com o fim nos faz temer o futuro. No amanhã nos perdemos em medos, receios e inseguranças.

Nesses rolês infindáveis entre o ontem e o amanhã, as pessoas idosas, como eu, acabam tendo mais medo do futuro:

> Quanto tempo ainda tenho de vida? Será que vou ter alguma doença? Se tiver, o que essa doença vai fazer comigo? Será que vou ter alguém para cuidar de mim? Será que minha renda vai ser suficiente para viver a velhice com tranquilidade? Será que ainda conseguirei viver uma relação afetiva?

Estamos todos sempre querendo prever o futuro, como se isso pudesse melhorar o nosso presente. Se existe alguma chance de sermos bem-sucedidos lá na frente, é sendo cada vez melhores no presente. É a sucessão de dias em atenção plena, portanto tendo escolhas e atitudes menos impulsivas, que pode me garantir estar bem quando chegar o tal futuro que "planejei".

EXTRAVAGÂNCIA DE FUTURO
X
ECONOMIA DE PRESENTE

Recentemente vivi uma situação curiosa relacionada a essa questão de presente e futuro. Foi em um evento importante sobre empreendedorismo e empregabilidade para pessoas 50+.

Em um dos painéis de que participei, me colocaram no palco com um futurólogo. A princípio achei bem desafiador. Eu, um cara do *mindfulness*, uma pessoa que treina a habilidade das pessoas de viver o máximo possível no hoje, dividindo o palco com alguém que iria levar a plateia para passear no amanhã. O tema do painel era algo como "Futuro e tendências do envelhecimento e da maturidade".

Era para ser um bate-papo de uma hora entre mim e o convidado. Quando entramos no palco, cada um com o seu microfone, ele deu boa-noite e começou a exibir uma apresentação, o que não estava no *script*. Não tive chance sequer de me apresentar. O futurólogo usou 49 dos 60 minutos do painel para mostrar tendências que não acabavam mais, com uma fala rápida em que mal conseguia respirar. De repente eu estava assistindo a um monólogo, eu era um espectador. A plateia nitidamente estava agoniada, empática com a minha situação e ansiosa por causa da velocidade da apresentação.

Quando o futurólogo concluiu sua fala, restavam apenas onze minutos para mim. Durante toda a apresentação desse outro profissional, percebi que ele estava no piloto automático, sem ter consciência do desconforto que causava. Resolvi meditar no meu lugar, fazendo respirações conscientes e tentando reformular o que entregaria para a plateia, já que tudo o que havia programado não valia mais, em função do pouco tempo que me restaria.

Foi aí que resolvi transformar minha apresentação em um *retorno ao momento presente*. Baixei ainda mais meu tom de voz, diminuí o ritmo da minha fala e, depois de alguns minutos iniciais contextualizando sobre o quanto o futuro pode nos tornar ansiosos e ansiosas se ficarmos muito tempo por lá, convidei a plateia a meditar comigo. Escolhi fazer uma meditação guiada, com foco na respiração consciente.

Em atenção plena, consegui transformar um momento que estava gerando em mim certa ansiedade e desconforto (ver meu tempo sendo engolido pelo futurólogo) em uma dádiva. Fazendo isso, senti que consegui equalizar um pouco mais a energia da plateia, baixando o nível de ansiedade da maioria e trazendo todo mundo de volta. Foram 49 minutos de futuro e apenas 11 minutos de presente, e na maioria das vezes é exatamente assim que vivemos: extravagantemente no futuro e economicamente no presente.

Quando descrevo esse acontecimento, não tenho a intenção de culpar o futurólogo. É necessário, vez ou outra, darmos uma voltinha no futuro para imaginar como ele poderá ser e então nos prepararmos para os cenários que virão. O problema é ficar muito tempo por lá e, além disso, em vez de apenas prospectar tendências, criar conexões com "pré-ocupações", medos, inseguranças, receios que qualquer passeio como esse acaba nos trazendo.

Como eu disse, a regra é esta: estamos envelhecendo e vivendo muito conectados com o amanhã. A epidemia de ansiedade que vivemos, no Brasil e no mundo, apesar de adoecer a todos, acaba afetando bem mais a pessoa idosa. Precisamos nos apaziguar com o tempo, mudando a forma de nos relacionarmos com ele.

ATENÇÃO PLENA: UMA QUIETUDE VIGILANTE

Estabelecer uma nova relação com o tempo é conseguir viver cada vez mais no *hoje*. Viver cada vez mais o momento presente, conectado com o que está acontecendo em cada instante da vida, tirando a mente desse modo de pensar ruminante, dessa avalanche ininterrupta de passado e futuro, de pensamentos encavalados, uns por cima dos outros.

Existem algumas possibilidades para treinar essa habilidade: o ioga, as práticas meditativas, o Tai Chi Chuan e as práticas baseadas em *mindfulness*. Você pode ficar confuso ao ler *meditação e práticas baseadas em mindfulness* como sendo eventos diferentes, e são. As meditações guiadas são as principais ferramentas das práticas baseadas em *mindfulness*. Vou tentar explicar de maneira simples algo que nem sequer tem tradução na língua portuguesa.

A palavra é *Sati* e vem do pali, uma das línguas de Buda. *Sati* quer dizer "lembrar de observar", que em português virou "atenção plena". Estou falando de estar em uma *quietude vigilante*, observando e acolhendo tudo o que já está comigo ou que chega a mim, sem resistência ou julgamento. Essa habilidade de estar quieto e vigiando (vivendo) o momento presente é treinada nas *práticas formais* de meditação. A maioria dos métodos de meditação formal é construída nesse princípio: você tem sua atenção e consciência focadas em algo (a respiração, por exemplo) e, quando percebe que um pensamento repousou na mesa de trabalho da mente, você o acolhe e registra esse pensamento, depois se despede dele, trazendo de volta o foco da atenção e da consciência para a exploração da respiração.

Nessa condição, a respiração está sendo usada como "âncora" da prática meditativa, um lugar para onde você sempre vai retornar, sem culpa ou julgamento, todas as vezes que sentir que sua mente se entregou à divagação ou à distração. Isso é meditar. Esse é o princípio universal da maioria das práticas meditativas.

Você deve ter percebido que se trata de uma verdadeira *musculação mental*. Em uma meditação de dez minutos, nossa mente divaga e se distrai muitas vezes, e isso não é um problema. Mas toda vez que isso acontecer durante a meditação é preciso ter a mesma atitude: acolher e reconhecer que há um pensamento na mesa de trabalho da mente, depois se despedir dele, trazendo o foco de atenção e consciência de volta para a "âncora" que escolheu usar.

Podemos utilizar outras âncoras além da respiração, como a escuta em atenção plena, ou a exploração das sensações do corpo. Sabe o que essas âncoras têm em comum? Todas só existem no *aqui e agora*. Tente respirar dez minutos *ontem*, ou escutar dois minutos *amanhã*. O corpo, então, nem se fala. Ele só existe no *agora*. Inclusive, o meu corpo que estava escrevendo aqui um minuto atrás já não é o mesmo que acabou este parágrafo. Nosso corpo produz 300 milhões de novas células por minuto.

De tanto exercitar essa habilidade durante as meditações formais, de tanto fazer essa *musculação cerebral*, aos poucos vamos ganhando a habilidade de viver as nossas rotinas e os eventos do dia a dia em atenção plena. Se estou caminhando, e uso o princípio da atenção plena no meu caminhar, caminho no momento presente. Caminho consciente, sentindo meus passos no chão, observando os movimentos de mãos, pernas e braços, registrando o que está no meu entorno, até que percebo minha mente produzindo pensamentos (aqueles relacionados a passado e futuro). Quando isso acontecer, vou acolher os pensamentos, me despedir deles e trazer o foco de atenção de volta para a observação das sensações do meu caminhar. Chamamos isso de "práticas informais do *mindfulness*".

Então, tudo o que eu consigo fazer no meu dia a dia em atenção plena é meditação também. Posso varrer a casa em atenção plena, me alimentar em atenção plena, tomar banho, fazer musculação, nadar e, principalmente, me relacionar com as pessoas em atenção plena. E isso muda tudo. Esse é o grande objetivo das práticas baseadas em *mindfulness*: treinar em nós essa capacidade de viver o máximo possível no *aqui e agora*.

Assim como a musculação, a meditação, para surtir efeito, precisa ser feita diariamente. No começo nem precisa ser por muito tempo. Comece devagar, tente meditar por dois ou três minutos e de preferência busque meditações guiadas, ou alguém que te conduza nessa jornada.

Práticas baseadas em *mindfulness* não são terapias, mas são terapêuticas e coadjuvantes essenciais dentro de uma abordagem integrativa de saúde. Aproveito para esclarecer que essa condição mental, de uma mente que pensa sem rédeas, promovendo crises de depressão e ansiedade, nos adoece também integralmente. Geralmente essa mente ruminante, pulando de galho em galho, como um macaco saltitando entre passado e futuro, ativa em demasia uma estrutura chamada *amígdala cerebral*. Hiperativada, a amígdala ajuda a elevar o cortisol no nosso corpo, aumentando o nível de estresse e consequentemente influenciando a *homeostase*, que é o estado de estabilidade e equilíbrio do corpo. Em desequilíbrio orgânico, as portas se abrem para todo e qualquer tipo de doença.

Quando equilibrada, a amígdala cerebral colabora para o bom funcionamento do sistema imunológico, na manutenção dos níveis de pressão arterial e da taxa de glicose no sangue.

Adoecemos nosso corpo também com sentimentos e pensamentos e, quando isso acontece, o relógio do tempo passa a trabalhar contra nós, acelerando o processo de envelhecimento. Sim, viver em *mindfulness* ajuda a desacelerar o processo de envelhecimento celular. As evidências científicas encontradas dizem que práticas baseadas em *mindfulness* reduzem os níveis de cortisol, o tal hormônio do estresse. A diminuição do cortisol, por sua vez, melhora a qualidade do sono e desacelera o processo de envelhecimento celular, além de causar impacto na resposta imunológica, nos processos inflamatórios e na estrutura de algumas áreas do cérebro. Portanto, práticas baseadas em *mindfulness* ajudam o relógio do envelhecimento a trabalhar mais devagar.

Mas por que, afinal, queremos fazer o tempo passar mais devagar? Por que queremos esticar a nossa existência? Para fazer o quê? Para ser que tipo de ser humano? Para nos transformarmos em quê? Como queremos e podemos passar pelo tempo?

CAMINHANDO PELO TEMPO: UMA JORNADA DE AUTOCONHECIMENTO

A poesia de Fernando Pessoa passa uma lâmina afiada na nossa percepção de tempo. O poeta diz (e eu acredito em poetas): "O tempo não passa. Somos nós que passamos pelo tempo".

Como vou escolher passar pelo tempo? Além de precisar responder a essa questão, preciso entender que o envelhecimento é a minha última escala para tentar consertar certos rumos da vida e a própria velhice, me apaziguando com o tempo por onde passo.

Quanto mais saio das distrações do ontem e do amanhã, mais me conecto com o que sou hoje. É expandindo a consciência, me abrindo para minhas luzes e sombras e me responsabilizando por elas que ganho oportunidades novas para entender onde estou e como sou, mas principalmente o que quero ser e para onde desejo ir. Tenho a convicção pessoal de que essa jornada de *caminhantes do tempo*, que todos somos, é espiritual, sem necessariamente ter a ver com elementos místicos ou religiosos. A não ser que essas crenças tragam propósito para a sua jornada.

A própria ciência anda voltando seu olhar para o estudo da espiritualidade e da consciência humana. Vou citar aqui uma das centenas de fontes científicas que ligam a espiritualidade à melhora da expectativa de vida. McCullough e seus colegas de pesquisa, em metanálise (técnica estatística especialmente desenvolvida para integrar os resultados de dois ou mais estudos independentes, sobre uma mesma questão de pesquisa, combinando, em uma medida resumo, os resultados de tais estudos) de 42 estudos independentes que avaliaram 125.826 participantes, demonstrou no ano 2000 que o envolvimento com a prática religiosa foi significativamente associado a menor mortalidade (razão de chances OR = 1,29; IC 95%, 1,20-1,39).

Outro estudo científico curioso é do inventor Stanley Koren e do neurocientista Michael Persinger. Eles criaram o "capacete de Deus", um equipamento que tem a pretensão de definir e medir a maneira como vivenciamos o divino dentro de nós. Persinger é coordenador do núcleo de pesquisas de neurociência da Universidade Laurentian, no Canadá, e autor do livro *Neuropsychological bases of God beliefs* (em tradução livre, Bases neuropsicológicas das crenças em Deus). O experimento do "capacete de Deus" tem o objetivo de estudar nossas experiências religiosas, espirituais e criativas a partir da neurofisiologia do cérebro. Estímulos magnéticos de baixa intensidade vindos do capacete ativam o lobo temporal, a amígdala e o hipocampo.

Mais de 2 mil pessoas, crentes e não crentes, usaram o capacete, e 80% delas relataram uma percepção de "presença sentida", uma sensação de experiência religiosa ou espiritual. Esses participantes disseram ter vivenciado uma experiência direta com Deus. Lógico que, como essas práticas são bem pessoais, existe alta probabilidade de haver desvios no estudo. Essas áreas do cérebro a ciência está chamando de "dedo de Deus", e as mesmas áreas cerebrais que se modificam com a espiritualidade têm suas estruturas modificadas pelas meditações.

Autoconhecimento, espiritualidade, expansão da consciência... quando entendemos essas dimensões e as praticamos na nossa jornada em atenção plena, inevitavelmente experimentamos uma passagem pelo tempo saudável em todos os âmbitos: mental, físico e social.

Envelhecer em paz com o tempo sempre será um processo a ser vivido sem atalhos. Precisamos vivê-lo como seres integrais que somos. Hoje muito se fala de saúde mental, e esquecemos que temos um corpo que, ao mesmo tempo que impacta nossa saúde mental, também é impactado por ela.

Honrar o corpo, não por mera estética, mas por saúde, a fim de poder viver na plenitude a minha jornada pelo tempo, é imperativo.

PARA O NOSSO CORPO, TODO PENSAMENTO É VERDADE, TODO SENTIMENTO É VERDADE

Cientistas da Universidade Johns Hopkins, nos Estados Unidos, realizaram em 2015 uma série de pesquisas em 17 mil citações em artigos científicos e 47 testes com mais de 3 mil participantes. O objetivo era entender se programas baseados em meditação conseguiriam contribuir para a redução do estresse e para a promoção do bem-estar. Mais uma vez os resultados foram bem promissores: as evidências encontradas demonstraram que programas baseados em meditação estimulam a produção de neurotransmissores relacionados à nossa sensação de bem-estar, como ácido Gaba, dopamina, serotonina e endorfina. O *mindfulness* ativa uma verdadeira fábrica de neurotransmissores no cérebro, e é provável que os principais combustíveis dessa fábrica sejam os nossos sentimentos e pensamentos.

Tudo o que sentimos e pensamos interfere no nosso corpo, para o bem e para o mal. Nosso organismo não distingue o que é verdade, o que é fato, do que é ficção. Se eu sinto e penso, para o meu corpo é verdade, e saber disso pode aumentar minha autorresponsabilidade sobre o que resolvo sentir e pensar.

Vou tentar explicar melhor.

Em dez meses, entre 2020 e 2021, perdi pai e mãe. Minha mãe foi levada por um câncer devastador de pescoço e cabeça, e meu pai, aos 86 anos, foi levado pela covid-19. Como o meu corpo reagiu a esses sentimentos de perda, de saudade e de tristeza? Meu corpo chorou (acho que nenhuma sensação corporal é tão intensa quanto verter lágrimas), minhas frequências cardíaca e respiratória aumentaram, houve enrijecimento muscular. Foi assim que o meu corpo reagiu aos meus sentimentos e pensamentos de perda de duas pessoas que eu amava muito.

Há pouco tempo resolvi ir ao cinema ver a versão em 3D de *Titanic*, que comemorava os 25 anos. Era uma ficção e eu conscientemente sabia disso, mas a narrativa do filme foi construída para emocionar, de modo que me emocionei de novo. Como o meu corpo reagiu? Eu chorei, a frequência cardíaca aumentou e a respiração acelerou. Dois eventos, sendo um verdadeiro (a morte dos meus pais) e o outro uma ficção (o filme), e o meu corpo reagiu exatamente igual. Obviamente com intensidades diferentes, mas apresentou o mesmo padrão. Esses sentimentos trouxeram vários pensamentos, porque para o meu corpo tudo aquilo era verdade.

Agora, tente imaginar o quanto de adoecimento uma mente ruminante, que não para de pensar em passado e futuro, acaba promovendo para o corpo. Nosso padrão mental é *teflon* para pensamentos positivos e *velcro* para pensamentos negativos. Na maioria das vezes estamos agarrados aos pensamentos negativos e soltando os pensamentos positivos. No final do dia, o corpo assimilou toda aquela carga imensa de sentimentos. Provavelmente tudo nunca passou de um padrão mental, mas para o corpo tudo foi vivido como verdade, e as sensações corporais estabelecidas em nossa massa biológica também. Isso nos leva a um estado de estresse crônico, que nos leva a inflamações sistêmicas, e de repente as doenças se estabelecem.

Grande parte dos nossos adoecimentos surge a partir do funcionamento da mente. Com certeza existem variáveis ligadas à hereditariedade e à genética que também são determinantes, mas nosso padrão mental pode nos adoecer ou promover a saúde — depende da perspectiva com que vamos encarar tudo isso. Quanto mais vivemos no piloto automático, mais deixamos nossa mente viver nesses dois extremos, de passado e futuro, e à mercê de adoecimentos. Escolhendo treinar a habilidade de viver em *mindfulness*, menos impulsividade e mais regulação emocional vamos ter, e isso será essencial para a nossa saúde mental e consequentemente para a saúde do nosso corpo.

Além das práticas baseadas em *mindfulness*, como comentei anteriormente, existe hoje um novo campo da ciência que estuda a maneira como certas abordagens terapêuticas ligadas à saúde de nosso intestino podem beneficiar a nossa saúde mental. Trata-se da *psiquiatria nutricional*, um capítulo à parte da *gerociência* (ciência do envelhecimento). A psiquiatria nutricional estuda a importância do eixo intestino-cérebro e as maneiras como algumas bactérias (probióticos) cultivadas no intestino podem ajudar a saúde do nosso cérebro a ponto de tratar a depressão, a ansiedade, o TDAH etc.

Se as práticas baseadas em *mindfulness* já nos ajudam a sair do piloto automático, e a partir disso podemos viver nosso envelhecimento a cada dia, imagine um cérebro que, além de meditar, vai estar com suas estruturas saudáveis e produzindo os neurotransmissores essenciais para nossos estados de bem-estar e recompensa?

A psiquiatria nutricional está trazendo à tona estudos robustos sobre como os *psicobióticos* podem nos ajudar a promover a saúde mental. São cepas específicas de bactérias, que sobem pelo nervo vago, entram no cérebro e ajudam a tratar a depressão, a ansiedade, o TDAH e outras neurodivergências. Já existe quase um consenso científico de que a microbiota de pessoas ansiosas, depressivas, parkinsonianas, portadoras de TDAH, por exemplo, é diferente da microbiota de pessoas que não têm essas doenças ou transtornos. A microbiota dos pacientes neurodivergentes, ou adoecidos com alguma demência, está em disbiose, ou seja, em desequilíbrio.

A partir desse ponto, a ciência abre uma nova discussão sobre a importância dos alimentos e do nosso intestino na promoção da saúde mental. Não se pode falar de envelhecimento bem-sucedido, nem de saúde mental, deixando de lado o que escolhemos colocar no prato. No próximo capítulo vamos conversar sobre alimentação. Você tem fome de quê?

DICAS DO SEUNEYZINHO

Estudos comprovam a eficácia das meditações guiadas do *mindfulness* na diminuição da atividade da amígdala cerebral. Baixar a atividade dessa região do cérebro é fundamental para sairmos do modo piloto automático de viver, trazendo nossa mente para o *aqui e agora*.

O QR code abaixo vai levar você para uma meditação guiada por mim. Escolha um lugar tranquilo, aperte o play e venha comigo para o momento presente.

4

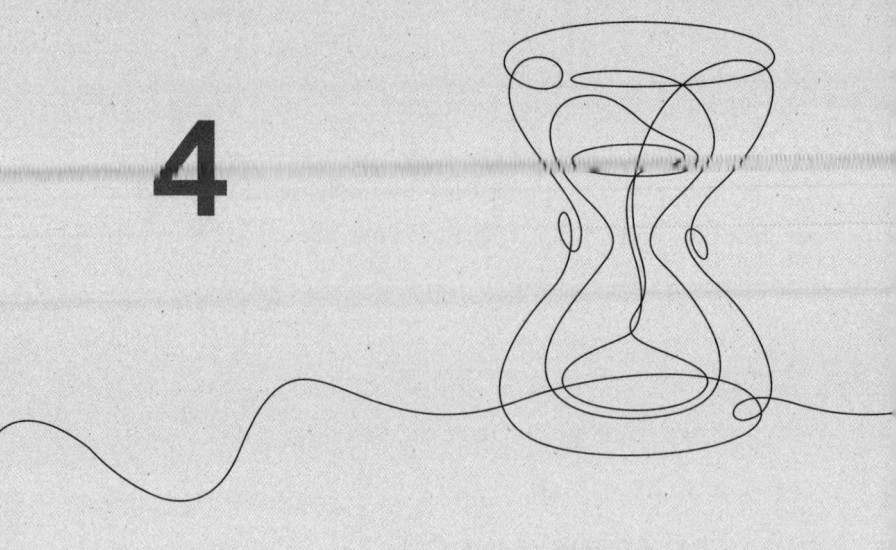

Você tem fome de quê?

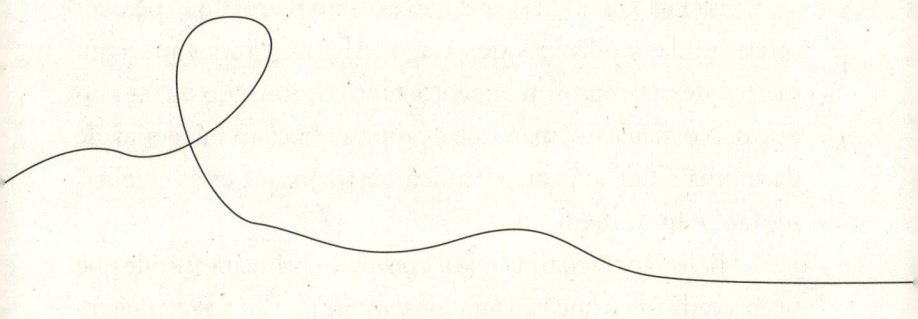

O título ao lado é uma boa provocação para abrir um capítulo que tem a pretensão de falar não de comida, mas de possibilidades de se alimentar. Vamos conversar um pouco sobre algumas formas de nutrir o corpo para além da estética, oferecendo a ele as condições necessárias para viver a vida em sua máxima potência.

Evito levantar bandeiras, e são muitas: vegetarianismo, veganismo, dieta cetogênica, dieta mediterrânea. Não existe ser humano igual, portanto cada organismo é único. Fuja de receitas que oferecem cura para tudo. Nenhuma fórmula pronta vai suprir todas as necessidades de que só o seu organismo precisa para promover a saúde metabólica.

De que maneira estou saciando a minha fome, e para onde essas escolhas estão me levando? Repito que aqui você não vai encontrar uma receita pronta de absolutamente nada. Minha intenção é apontar caminhos, que passam, sim, pelas *minhas* escolhas, e que por isso servem muito bem *para mim*. Mas são escolhas baseadas em evidências científicas, todas elas corroboradas por estudos, ou chanceladas por acadêmicos com livros e artigos publicados.

Isso não quer dizer que não existam pessoas que pensem diferente das evidências que trago. Alguns estudos precisam mesmo de mais aprofundamento, tanto de um lado quanto do outro. No meu caso, mais que a própria ciência, a integralidade da minha saúde até aqui tem demonstrado que essas escolhas *me* fazem muito bem.

E, se não trago uma receita pronta, a primeira atitude que peço a cada um é que *não faça absolutamente nada que eu sugiro neste capítulo* sem conversar com seus médicos e ter certeza de que essas sugestões podem, sim, ser úteis para alguns, embora provavelmente não sejam interessantes para outros. Não estou aqui oferecendo um modelo acabado, ou uma panaceia, a deusa grega da cura, mas sugerindo caminhos e, mais que isso, mostrando quais deles resolvi trilhar.

Meus exames comprovam que estou muito bem fisicamente. O nível de inflamação no meu corpo é quase inexistente, o que me dá a possibilidade de desacelerar o relógio do envelhecimento. Segundo meus últimos exames, sou um senhor de 62 anos, mas com uma idade metabólica, ou biológica, de 46.

Como a maioria das doenças, as relacionadas ao envelhecimento também têm como pano de fundo um processo inflamatório: quanto menos me inflamo, mais longevo e saudável serei.

Inflamação e envelhecimento são duas coisas que se detestam, mas que nunca largam a mão uma da outra. Basicamente é sobre isso que vamos conversar neste capítulo: entender um pouco mais sobre *inflammaging*, o processo pelo qual a inflamação crônica de baixo grau está associada ao envelhecimento e ao desenvolvimento de doenças relacionadas à idade. Trata-se de uma redução global na capacidade de lidar com elementos estressores da vida e ainda um aumento progressivo do estado pró-inflamatório, segundo o estudo realizado por Franceschi e colegas no ano 2000.

Em resumo, a inflamação crônica de baixo grau no corpo afeta a longevidade, mas principalmente a saudabilidade das idades. Adiante vamos falar mais sobre esse conceito de *inflammaging*.

Existem três profissionais que sempre gosto de citar quando falo sobre alimentação e estilo de vida, e vou repetir o nome deles: Elizabeth Blackburn, David Perlmutter e Dale Bredesen. Não sei se os três se conhecem, provavelmente sim. Creio muito nas premissas e na produção científica desses pesquisadores, e muitas delas fazem parte do meu estilo de vida. Pois nos trabalhos deles está colocado, de maneira inequívoca, o potencial inflamatório de determinados alimentos e em que medida o seu consumo sistemático pode estimular processos de inflamação crônica em nosso sistema orgânico, contribuindo para aumentar ou diminuir a expectativa de vida e a saudabilidade. Quanto mais inflamo, menos vivo.

Comentei anteriormente que a dra. Elizabeth ganhou o prêmio Nobel de Medicina de 2009 com um estudo sobre telômeros. Ela provou que podemos, por meio de nossas escolhas e atitudes, alongar ou diminuir nossa expectativa de vida, aumentando ou diminuindo a telomerase. Os telômeros representam a proteção do nosso cromossomo, que é onde está guardado nosso código de vida. Telômeros longos significam que serei mais longevo, e a alimentação é um dos fatores que podem fazer os telômeros diminuírem ou aumentarem. Quando o que ingerimos tem alto poder inflamatório, esse alimento vai produzir um corpo inflamado e telômeros encurtados. Então, quanto menos inflamação, mais telômeros alongados.

O dr. Dale Bredesen, por sua vez, especialista nos mecanismos das doenças degenerativas, como o Alzheimer, é um acadêmico que ocupou cargos importantes nas Universidades de São Francisco, San Diego e da Califórnia, nos Estados Unidos, onde ainda é professor. Bredesen criou um protocolo científico chamado Recode, que está ajudando a prevenir e, em alguns casos, regredir o Alzheimer. E adivinhe o que está posto no protocolo alimentar do Recode: um alerta para o poder de inflamação de alguns alimentos e sobre o quanto é importante retirá-los ou, consumi-los com moderação, a fim de evitar inflamações sistêmicas no corpo.

Realmente existe um aspecto genético no Alzheimer, mas há outro lado, que é o hábito de vida, e é preciso ter em mente que a alimentação balanceada evita inflamações no cérebro. Com o cérebro desinflamado, corremos menos risco de demências, entre elas o Alzheimer.

As doenças neurodegenerativas são o segundo grande medo das pessoas idosas — o primeiro é a solidão. Lembre-se, portanto, de que as escolhas do que você resolve colocar no seu prato podem provocar processos inflamatórios sistêmicos no cérebro, predispondo a demências.

Finalmente, a terceira referência importante, o dr. Perlmutter, é neurologista e membro do American College of

Nutrition, com vários livros publicados, entre eles *A dieta da mente*, já mencionado aqui, que discorre sobre essa capacidade que certos alimentos têm de causar inflamação sistêmica no organismo. Esse pesquisador, assim como Elizabeth Blackburn e Dale Bredesen, mostra preocupação com a capacidade de alguns alimentos de inflamar o corpo, como a carne vermelha, o açúcar, o trigo, o leite e derivados.

Não podemos falar em envelhecimento bem-sucedido, ou em envelhecimento ativo e longevidade, sem levar em conta a inflamação sistêmica que promovemos no corpo em função de nossas escolhas e atitudes. Nesse sentido, se acreditarmos e vivermos essa premissa do *inflammaging*, que é escolher não inflamar o corpo (selecionando bons alimentos, boas atitudes e hábitos de vida saudáveis), vamos viver cada vez mais, com autonomia e independência preservadas.

É interessante a palavra *inflammaging*. "*Inflamma*" traz luz para a inflamação, enquanto "*aging*" remete às questões relacionadas à idade. Pense nisso daqui em diante: de 0 a 5, como pode estar o seu placar de *inflammaging*?

Então, agora convido você a puxar um banquinho, abrir uma kombucha (vamos falar mais sobre ela) e me ouvir contar um pouco sobre as escolhas que fiz há cerca de sete anos e que hoje contribuem para que eu tenha uma idade biológica vários anos mais nova.

SÍNDROME METABÓLICA X *HEALTHSPAN*

Os processos de inflamação sistêmica são sempre multifatoriais, mas aqui vamos focar na alimentação.

Já sabemos da relação entre a inflamação no corpo e o envelhecimento. Quanto menos inflamação, mais devagar meu relógio anda.

Creio que nada provoca mais inflamação sistêmica no corpo do que a *síndrome metabólica*. Fuja dela! Essa disfunção é caracterizada por cinco critérios:

- Pressão arterial elevada
- Níveis elevados de triglicerídeos
- Níveis baixos de colesterol HDL
- Adiposidade central (circunferência da cintura)
- Glicemia em jejum elevada

Não precisa ser médico ou cientista para entender rapidamente a relação entre alimentação e a variação desses critérios. Se você tem três deles, está em síndrome metabólica. Essa disfunção do metabolismo é responsável pela vinda dos quatro cavaleiros do apocalipse da longevidade saudável, das quatro principais causas de morte na velhice: doenças cardíacas, câncer, doença neurodegenerativa ou diabetes tipo 2 e disfunções metabólicas.

Para sair desse quadro, mudanças de hábito de vida são essenciais — atividade física, sono reparador e gestão do estresse —, mas o combustível para toda essa transformação é a alimentação.

Continuamos a comer carne vermelha, mesmo sabendo do poder cancerígeno do consumo exagerado. Continuamos a comer embutidos e alimentos ultraprocessados, mesmo sabendo que são responsáveis pela morte de cerca de 60 mil brasileiros por ano. Continuamos a comer açúcar, mesmo sabendo da epidemia de diabetes tipo 2 no planeta e do seu papel na inflamação do cérebro do portador de Alzheimer. Nosso padrão alimentar muitas vezes estimula a síndrome metabólica.

Mas, se essa síndrome nos inflama e isso acelera o relógio do envelhecimento, como é que mesmo assim a expectativa de vida da população está aumentando? Pela eficiência cada vez maior da chamada *medicina 2.0*, um fazer médico muito eficiente em curar, agindo a partir do momento em que a doença se estabelece. Quando a medicina consegue curar, aumenta a expectativa de vida, mas a que preço? Combater um câncer, por exemplo, é algo devastador para o corpo humano, um elemento estressor tão violento que outras partes saudáveis do corpo, que não têm ligação direta com a doença, acabam também enfraquecendo. Não é à toa que o câncer é uma doença imunodepressora.

O ideal é que a medicina atue antes de a doença se estabelecer, e isso já é cada vez mais possível com o que estão denominando *medicina 3.0*, um fazer médico preocupado em promover a saúde, além de curar doenças. Uma medicina que vai conseguir nos dar a montanha e a praia ao mesmo tempo. De um lado, nos tornando mais longevos, e do outro nos preservando saudáveis. Trata-se do conceito de *healthspan*. Cronologicamente temos uma idade, mas fisiologicamente temos vinte anos a menos. Algo como um oitentão num corpo de um jovem senhor de 60. Isso já é possível e está acontecendo neste instante, com a nova geração de pessoas idosas.

A alimentação é o combustível do envelhecimento. Se você está se abastecendo de "combustível batizado", seu carro pode ter problemas no quarteirão adiante.

Precisamos fazer boas escolhas, e não estou falando em suprimir do prato o que quer que seja, mas de termos cuidado com o que ingerimos para que as quantidades não se transformem em veneno. Não sugiro suprimir nada, apesar de pessoalmente ter escolhido retirar alguns itens da minha dieta, como proteínas de origem animal.

MAS NEM PEIXE?

Essa é a pergunta que persegue o vegetariano ou vegano. Falo dela porque um dia eu já a fiz, mas a deixei de lado em 2018, quando completei minha transição, deixando de ser onívoro, daqueles que comem tudo, e me transformei em *ovovegetariano*. O ovo é a única proteína animal que ainda consumo.

Vou contar um pouco dessa transição para quem sabe servir de inspiração para os que desejam fazê-la, e não para levantar bandeiras; afinal, você pode ser um onívoro saudável, caso sua alimentação seja balanceada.

Em 2017, quando fiz meu primeiro curso de meditação e me aprofundei nas práticas, alguns padrões saíram de mim, não por planejamento ou escolha, mas simplesmente por não corresponderem mais a algumas novas energias que eu começava a cultivar dentro de mim a partir das práticas baseadas em *mindfulness*. Sempre trago como exemplo a compaixão.

Nas meditações, o sentimento de compaixão é muito estimulado. Se eu me torno mais compassivo, é natural que essa compaixão se estenda aos animais (todos eles seres sencientes, seres com sensibilidade), transformando a minha relação de consumo com eles. Passei a não querer mais me alimentar do sofrimento dos animais que consumia. Esse é um dos três motivos que levam alguém a querer se transformar em vegetariano ou vegano. Os outros dois são o meio ambiente e a saudabilidade.

Eu poderia escrever um capítulo inteiro com reflexões de como os impactos ambientais que estamos vivendo têm a ver com a indústria da carne e, principalmente, com a pesca industrial e predatória em nossos oceanos. Mas vamos ficar focados nos motivos de eu ter um escore de *inflammaging* bem baixo a partir das minhas escolhas alimentares.

E como foi essa trajetória?

O ano de 2017 foi aquele em que retirei as carnes de boi, de frango e de porco do meu prato. Passei a ser um *flexitariano*, alguém que já diminuía, ou conseguia retirar da dieta algumas proteínas animais. Aumentei o consumo de legumes, vegetais, grãos e frutas, e foi muito perceptível que meu funcionamento começou a mudar, principalmente nos intestinos. Não só mudanças fisiológicas, mas comportamentais. Nesse momento percebi o quanto as escolhas alimentares podem contribuir para a saúde mental e, por tabela, influenciar nossas atitudes.

Quando 2018 chegou, veio trazendo movimentos e pessoas que estavam na mesma sintonia que eu: elas tinham ou queriam o vegetarianismo como prática de vida. Eu me conectei com criaturas que tinham o mesmo desejo e propósito. Quando se faz parte de um grupo que quer caminhar junto, o que se chama de *egrégora*, uma força quase espiritual é formada e se torna inspiração e motivação essenciais para manter as novas atitudes. E foi a partir dessas conexões que fiz a transição para o vegetarianismo.

Lembro bem da última proteína animal que saiu do meu prato. Gosto muito de cozinhar, e quem já comeu dos meus rangos diz que até mando bem. Uma das receitas que eu adorava fazer era caranguejo refogado, servido com uma farofa de mandioca que você só encontra em Belém. Receita da minha mãe, dona Alice.

Um belo dia recebi a visita de uma amiga, vegetariana havia pelo menos cinco anos, e de bate-pronto ofereci a iguaria que tinha cozinhado. Ela certamente recusou, e eu completei: "Mas nem caranguejo?". A amiga, cheia de delicadeza, me deu uma aula de vegetarianismo e do porquê "nem peixe". A partir daquele momento completei a transição, e sou ovovegetariano há cinco anos.

Duvido muito de pessoas que abruptamente tentam fazer a transição, deixando de ser onívoras para se transformarem em vegetarianas ou veganas, da noite para o dia. Sempre será um processo: vamos provar alimentos, nos adequar ao novo cardápio e, principalmente, nos conectar com pessoas que estão trilhando a mesma jornada e vão nos dar a resiliência necessária para continuarmos.

Sinto que, se um dia vier a optar pelo *flexitarianismo* de novo, talvez me dê espaço para comer um caranguejo, ou no máximo um peixe, mesmo assim com baixa frequência, e nada mais.

Mas há uma segunda pergunta que persegue o vegetariano ou vegano: "Como você faz para ingerir proteína?".

A alimentação ainda é cercada de mitos. O que não falta no vegetarianismo é fonte de proteína tão boa quanto qualquer outra. Dou muita importância para as proteínas na minha dieta. Tenho convicção que, os principais macronutrientes (carboidratos, lipídios e proteínas), as proteínas são os mais importantes a partir dos 60 anos. Então, sou um verdadeiro caçador e coletor de proteínas, e no reino vegetal encontro algumas boas:

- Leguminosas: grão-de-bico, amendoim, ervilhas, lentilhas, favas, soja (derivados como o leite de soja e o tofu) e todos os tipos de feijão

- Sementes: abóbora, girassol, gergelim

- Oleaginosas: castanha-de-caju, amêndoa, noz

- Vegetais: couve, brócolis e espinafre

- Aveia

- Cogumelos

É bem comum as pessoas duvidarem ou ficarem curiosas diante da minha capacidade de construir músculos aos 62 anos, sendo um vegetariano. Com meus treinamentos e a quantidade de proteína que ingiro diariamente, estou conseguindo construir entre 100 e 200 gramas de massa magra por mês. Isso no fim do ano me traz algo entre 1.200 e 2.400 gramas de massa magra.

Hoje, um dos mais importantes marcadores de longevidade é nosso percentual de massa magra — de músculos — no corpo. Quanto mais músculos, mais longevo serei. E não existem músculos sem essas duas variáveis: exercícios de força e alimentação. Sem alimentação de qualidade, dificilmente vamos construir músculos. Sem proteína, dificilmente vamos fabricar massa magra. E a proteína vegetal é tão eficaz quanto a proteína animal no processo de fabricação de músculos, mas com um detalhe importante: as proteínas vegetais têm baixíssimo poder de inflamar o corpo.

O mesmo não se pode falar de algumas proteínas de origem animal, e talvez a carne vermelha seja a principal. Muitos estudos científicos trazem evidências do poder inflamatório da carne vermelha e do seu papel em processos de *inflamação crônica de baixa intensidade*, processos presentes em vários estágios de doenças crônicas não transmissíveis, incluindo as cardiovasculares, a obesidade, o diabetes, entre outras. É preciso retirar a carne vermelha da sua dieta? Provavelmente não, mas com certeza é melhor consumi-la com parcimônia.

Na verdade, o equilíbrio é o principal ingrediente de qualquer dieta alimentar. Os vegetais também têm certo poder inflamatório. Arroz e pão francês — alimentos vegetarianos — têm alto nível de carboidratos refinados, que se transformam em açúcar rapidamente, estimulando a inflamação.

Por falar em açúcar, como pode algo tão docinho trazer tantas situações amargas? O pior é que sabemos da droga que o açúcar é, e mesmo assim continuamos a consumi-lo como se não houvesse amanhã. Diabetes é excesso de açúcar no sangue. Osteoporose é excesso de açúcar nos ossos. Alzheimer é excesso de açúcar no cérebro. Basicamente é isso. De todos os alimentos inflamatórios, o açúcar é provavelmente o maior vilão.

Mas vamos voltar às proteínas. Como ovovegetariano que sou, consumo diariamente algo em torno de 80 a 100 gramas de proteína por dia. Tudo de origem vegetal, menos o ovo.

Existe uma equação simples que define a quantidade de proteína que devemos ingerir diariamente. Se você ainda não é uma pessoa idosa, o comum é ingerir entre 0,8 e 1 grama por quilo de peso. Caso seja 60+, a necessidade de proteína aumenta para até 1,8 grama por quilo de peso. Tanto faz se essa proteína é animal ou vegetal, mas é importante reforçar que a proteína vegetal tem capacidade inflamatória muito mais baixa que a animal.

Até o boi sabe da qualidade da proteína vegetal. Você já se perguntou por que a carne de boi é tão rica em proteínas? Sendo um animal herbívoro, e não carnívoro como muitos humanos, o boi se alimenta basicamente de pastagens, capim, feno, cana-de-açúcar e rações feitas de milho, farelos e soja. Diferentemente de você, que come carne para ficar musculoso, o boi é vegetariano.

Dentro das minhas escolhas alimentares, resolvi retirar, ou comer muito comedidamente, alguns alimentos: proteínas que venham do sacrifício animal jamais; trigo eu como uma vez ou outra; açúcar, só o que vem com os carboidratos, e mesmo assim escolho os melhores; leite eu jamais bebo, muito raramente como um queijo.

MICROBIOTA E SAÚDE MENTAL

Anteriormente escrevi que a alimentação é o combustível do envelhecimento, então a saúde mental é o hardware, a parte física do computador que roda todos os programas e me faz executar todas as táticas para envelhecer bem. O nosso cérebro é a grande máquina que rege todo o resto. Se essa máquina não estiver azeitada, dificilmente o restante funcionará direito. Sem uma boa cabeça, saio da minha dieta, largo meus exercícios, durmo mal e brigo com todo mundo. Então, adoeço. Se, por outro lado, estou com a saúde mental em dia, serei disciplinado para começar e resiliente para não abandonar toda a estratégia e todas as táticas de envelhecimento bem-sucedido que decido adotar. Nossa microbiota intestinal define muito bem o tipo de cérebro que teremos.

Que a saúde dos nossos intestinos depende de uma boa alimentação, todo mundo sabe faz tempo, mas que a saúde de nossos intestinos regula nossas emoções e a saúde do cérebro é uma evidência que cada vez mais se valida com estudos robustos. (Na seção de Referências você encontrará vários artigos sobre o assunto).

Existe quase um consenso científico que constata que uma pessoa com TEA (transtorno do espectro autista) ou TDAH (transtorno do déficit de atenção com hiperatividade) tem uma microbiota intestinal totalmente diferente das pessoas que não tenham esses transtornos. O que a ciência ainda não consegue responder é se a microbiota está alterada por causa do transtorno ou se o transtorno existe por causa da microbiota alterada, mas alterada ela está. É uma microbiota em disbiose, em desequilíbrio. Nesse intestino existe um número elevado de bactérias (probióticos) que não deveriam estar lá e provavelmente um número pequeno de bactérias que, se estivessem, teriam a capacidade de fazer o cérebro fabricar uma série de hormônios essenciais para os estados de alegria, felicidade e recompensa.

Esses probióticos, bactérias do bem, estão sendo chamados de *psicobióticos*. E adivinha o que nos faz ter uma microbiota rica nessas superbactérias do bem? A alimentação, certamente.

Antes de falar dos alimentos que enriquecem nossa microbiota, prefiro apontar os vilões dessa história. Intestinos inflamados, microbiota pobre. Simples assim. Quer ter microbiota rica e intestinos sem inflamações? Então evite frituras, bebidas alcoólicas, alimentos processados e ultraprocessados (conservas em salmoura, compota de frutas, carnes salgadas e defumadas, queijos feitos com leite, pães feitos de farinhas, salsichas, biscoitos, geleias, sorvetes, chocolates, refrigerantes, produtos congelados etc.) e carnes vermelhas, por exemplo. Opte por alimentos fermentados, como kombucha e a própria aveia fermentada, cuja receita dei anteriormente.

A kombucha é um capítulo à parte, virou quase uma seita. Há os que acham que ela cura tudo e os que acham que a kombucha não passa de uma invencionice dos orientais, assimilada por nós do Ocidente.

De fato, a kombucha é uma bebida probiótica, quase um refrigerante natural, feito da fermentação do chá (verde ou preto) de um disco gelatinoso chamado *Scoob*, cheio de colônias de boas bactérias, os chamados probióticos. Essa bebida fermentada leva para dentro do nosso intestino cepas de bactérias essenciais para o equilíbrio intestinal. Na minha geladeira não falta kombucha. Às vezes eu mesmo faço, afinal não é difícil fabricá-la em casa para consumo próprio.

Caso você queira levar ainda mais a sério esse assunto, existem empresas de análises clínicas no Brasil que realizam exames de microbiota intestinal. De posse dos resultados, um especialista vai elaborar um programa de modulação da microbiota dentro das suas necessidades.

Alimentos não faltam para promover a saúde da microbiota intestinal. Faço questão de colocar aqui uma relação daqueles que vão ajudar a construir uma flora intestinal rica, que em última análise vai auxiliar com a saúde mental. São alimentos que estimulam a cultura de boas bactérias no seu intestino.

ágar-ágar	grão-de-bico
água	iogurtes probióticos
alho	kiwi
alimentos integrais	maçã
ameixa-preta	mamão
aveia	missô
banana	ovo
chlorella	pera
chocolate escuro	semente de abóbora
chucrute	shoyu
coalhada	soja
creatina	spirulina
feijão	vinagre de sidra de maçã
frutas vermelhas	

A pesquisa do eixo intestino-cérebro vem ganhando um espaço tao grande que existe hoje uma área de estudo sobre a qual tenho falado aqui com entusiasmo, a *psiquiatria nutricional*. Esse campo de estudo, tanto para a psiquiatria como para a nutrição, vem descobrindo por meio de evidências científicas o poder dos chamados *psicobióticos*, cepas especiais de bactérias que sobem pelo nervo vago até o cérebro e ajudam a tratar a depressão, a ansiedade e o estresse psicológico.

As pesquisas são bem promissoras, tanto que no Brasil a Agência Nacional de Vigilância Sanitária (Anvisa) já liberou para comercialização um suplemento à base de dois dos psicobióticos mais estudados: as bactérias da espécie *L. helveticus* e *B. longum*. Uma alimentação balanceada provavelmente vai predispor o intestino a produzir esses probióticos, mas o mercado de suplementos de probióticos não para de crescer.

Hoje já são comercializadas *pílulas de fezes*, que contêm bactérias vivas e são fabricadas a partir de material fecal doado por indivíduos qualificados. Pode ter certeza de que, entre me alimentar de maneira saudável e tomar pílulas de fezes, prefiro ficar com uma boa kombucha.

Tem profissional da saúde torcendo o nariz para essas abordagens, mas eu me pergunto: que efeito colateral tão danoso assim poderemos ter ao optar por uma alimentação mais rica em vegetais, fibras, frutas e fermentados? Se não ajudar a melhorar a depressão (o que em alguns casos pode até ser verdade), vai auxiliar muito a melhorar outras dezenas de marcadores de saúde. Perceba o poder das suas escolhas alimentares e quanto isso pode impactar, para o bem ou para o mal, a sua saúde mental a partir dos seus intestinos.

Escolho terminar este capítulo com a pergunta que fiz no começo: Você tem fome de quê? Se tem fome de longevidade com saúde, se tem o desejo de fechar, na medida do possível, as portas para as doenças que mais matam na velhice (lembra dos quatro cavaleiros do apocalipse?), se anseia por viver afastando cada vez mais as doenças do seu convívio, olhe seriamente para o seu prato. Pequenas doses de veneno um dia ou outro talvez não nos matem, mas pequenas doses de veneno todos os dias nos envelhecem rapidamente. Quanto mais envelheço, mais perto fico da finitude.

Você tem fome de quê?

DICAS DO SEUNEYZINHO

Os estudos sobre o poder inflamatório de determinados alimentos se encontram ao final do livro, nas Referências.

5

Tudo começa pela autoaceitação

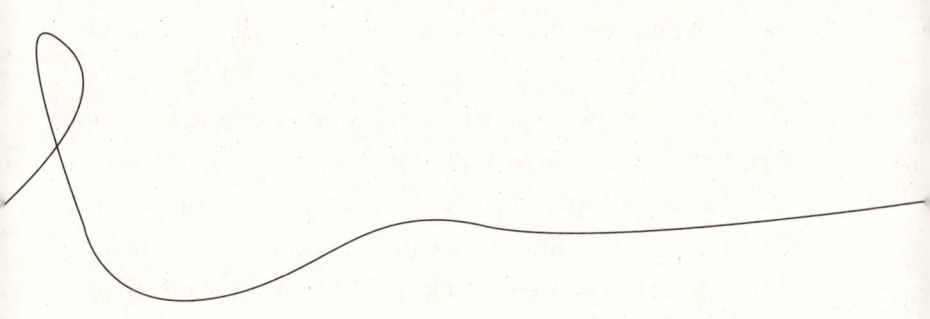

Afirmei em capítulos anteriores que não romantizo a velhice. Por isso, sempre tenho muito cuidado com as palavras que escolho quando falo de envelhecimento. Vejo alguns falando maravilhas sobre envelhecer e se dizendo bem melhores hoje do que foram no passado. Não duvido dessas falas, mas prefiro ter cuidado com elas. Nunca vou saber como o envelhecimento está reverberando dentro de cada um.

Dia desses me deparei com a entrevista de uma mulher maravilhosa. Uma atriz quase idosa. Quando vi a entrevista, em 2023, ela estava com 56 anos. Atriz famosa, participando de uma roda de conversa com outras atrizes que tinham em comum terem sido capa da revista *Playboy*.

Perguntadas sobre como vinha sendo envelhecer, todas elas se diziam maravilhosas, felizes com o envelhecimento e melhores hoje do que quando eram jovens. Menos ela. Para essa atriz em questão, a velhice estava sendo bem difícil, e ela até brincou que queria o contato dos psiquiatras das outras, porque a sua não estava dando resultado. A fala dessa atriz durante a entrevista ecoou tanto que ela recebeu uma enxurrada de mensagens em suas redes sociais de outras mulheres vivendo a mesma situação: incomoda das com a velhice.

Olhando de longe para ela, o que percebo é uma mulher linda, inteligente, ativa, produtiva, que me parece não ter grandes desconfortos financeiros, sem doenças crônicas, sem limitações e 100% autônoma e independente. O que poderia estar a afetá-la a ponto de declarar que o envelhecimento não estava sendo fácil?

Longe de mim querer minimizar ou relativizar os desafios de cada um, principalmente no que diz respeito ao envelhecimento feminino, bem mais desafiador que o masculino por causa do machismo, mas tenho um palpite que vai na direção da *autoaceitação*. Em certo momento da conversa, a atriz disse: "Eu sempre fui uma mulher muito bonita. Surgi a partir de um concurso de beleza. Fui garota do *Fantástico*".

Estar conectada tão fortemente com a beleza não é errado, mas o fato de se olhar no espelho e resumir o envelhecimento a aspectos físicos provavelmente vai nos deixar ansiosos, desejando o que não podemos mais ter. Talvez ela se olhe no espelho e, vendo as marcas inevitáveis dos 56 anos, sinta saudade da garota do *Fantástico* que foi um dia, e isso acaba por cegá-la para a pessoa fantástica em que se transformou. Talvez ela tenha dificuldade em aceitar quem é hoje.

O ruim é que essa mulher pode perder em todos os âmbitos. Perde em primeiro lugar para a frustração, porque a garota do *Fantástico* jamais vai voltar, e perde de novo porque, presa ao passado, deixa de viver toda a exuberância que tem ainda hoje. Ficarmos presos na saudade do que já fomos um dia dificulta aceitarmos quem somos hoje. A beleza não deixa de existir; o que muda é a boniteza da beleza. Existem outras bonitezas na atual beleza dessa atriz. Ela continua bela, mas, para se perceber assim, terá inevitavelmente que se aceitar.

Eu digo que a autoaceitação é o apaziguamento com a velhice. A velhice realmente só começa a partir da autoaceitação. Antes disso seremos eternos Peter Pans em busca da Terra do Nunca, no caso não com medo de crescer, mas de envelhecer. Há pessoas que têm mais medo do envelhecimento do que da morte.

DO QUE VOCÊ TEM MAIS MEDO?

Em certa ocasião, fiz uma enquete nas minhas redes sociais com esta pergunta: "Você tem mais medo de morrer ou de envelhecer?". Óbvio que as pessoas têm mais medo da morte, mas o que me deixou perplexo foi a quantidade de gente com medo da velhice. Simplesmente 42% das pessoas responderam que tinham mais medo da velhice. Isso para mim é muito relevante e prova que precisamos conversar sobre o envelhecimento, já que sobre a morte ninguém conversa (e eu acho que deveríamos também conversar sobre ela, essa figura tão inexorável quanto a velhice).

Muito do medo da velhice está relacionado à questão da autoaceitação, apesar de existirem outras camadas de temor, como a solidão e as doenças, entre elas as demências, que são as mais temidas e sobre as quais conversaremos mais adiante. E a autoaceitação ficou muito bem cotada quando fiz a segunda pergunta da minha enquete: "Por que você tem medo da velhice?".

A falta de autoaceitação nos aprisiona ao passado, nos faz temer o futuro e ignorar o presente. É como se eu, do alto dos meus 62 anos, insistisse em desejar o SeuNeyzinho de trinta anos atrás e temesse o SeuNeyzinho de vinte anos à frente, ignorando o ser que sou hoje.

Trazendo de volta a perspectiva do *mindfulness*, quando não aceito quem sou, fico preso nesse moto-contínuo de ansiedade e depressão, me movimentando entre passado e futuro, vivendo o paradoxo do que eu chamo de "armadilha da não autoaceitação". Quanto menos aceito no que me transformei, quanto menos aceito o que sou hoje, mais comprometo o que poderei ser. Ao não aceitar o inexorável, que é o meu envelhecimento, estou comprometendo minha saúde mental e provavelmente deixando de ser a pessoa idosa saudável que posso ser. É nessa encruzilhada que mais uma vez as práticas baseadas em *mindfulness* podem nos ajudar.

A *aceitação* é um dos pilares do *mindfulness*, e quando falo em aceitação não estou falando de resignação. Na *resignação* nos submetemos à vontade de alguém ou ao próprio destino. Resignados, nos resta sofrer e nos queixar da realidade, desejando que a situação seja diferente do que é. A resignação nos faz passivos perante a vida, nada mais há a fazer. Resignar-se é literalmente jogar a toalha.

Por outro lado, a aceitação é a atitude de entender que existem situações que não podem ser mudadas e que precisamos respeitar essas regras para podermos atuar de alguma forma sobre elas. Aceitar é antes de mais nada não resistir. Quer algo mais irrevogável do que a velhice? Sabemos, desde que nascemos, que nosso melhor destino é envelhecer.

Aceitando o inevitável, é possível traçar planos, definir novos objetivos para seguir em frente e assim envelhecer bem. A resignação gera resistência, e resistir ao que não posso transformar me traz desconfortos que vão comprometer todo o âmbito da saúde, mas principalmente a minha saúde mental.

A resignação traz desconfortos. A aceitação traz alívio. Prefiro viver uma velhice aliviada a viver uma velhice desconfortável.

No *mindfulness* existe uma *equação do sofrimento* que pode nos ajudar muito a lidar com os desconfortos inevitáveis da vida e a entender de uma vez por todas o valor da aceitação e da não resistência ao que não posso mudar. É bem simples:

$$\text{Desconforto} + \text{Resistência} = \text{Sofrimento}$$

O que a sabedoria muitas vezes óbvia do *mindfulness* quer contar para nós com essa equação é que, quanto mais resistir a um desconforto, mais sofrimento terei no resultado da minha equação. Ora, como eu já disse aqui, perdi pai e mãe em um período de dez meses. Vivi, portanto, um grande desconforto. O que posso fazer para remediar esse fato? Absolutamente nada. Ou absolutamente tudo. A maneira como vou lidar com esse fato vai definir o total de sofrimento no resultado da minha equação.

Quando vivi a perda dos meus pais, poderia revelotir áquilo de forma muito intensa: E agora, o que será da minha vida sem pai e mãe? Quem vai me acolher quando a vida se complicar? Como serão meus domingos sem a presença deles? O que faço com a saudade que vou sentir? Esses são alguns padrões de resistência diante da perda de algo muito valioso na vida. A resistência é sustentada por muitos lamentos. Com certeza o resultado da minha equação, de tanta resistência que promovi, será mais sofrimento, além do sofrimento primário de ter perdido pai e mãe.

À luz do *mindfulness* eu poderia lidar com essas perdas sem resistência. A atenção plena prega a aceitação do que já está comigo sem resistir, trocando meus lamentos por pensamentos mais nobres, como: que honra ter sido filho dessas duas pessoas; que vida maravilhosa meus pais tiveram, saindo de uma situação de pobreza e construindo uma família linda e valorosa; que felicidade foi vê-los dando a volta ao mundo duas vezes.

Pois eu saí da resignação, do lamento, para a aceitação, uma posição de não resistência. Quanto menos resisto aos desconfortos da vida, menos sofrimento produzo em mim. Buda tinha uma fala muito tranquilizadora com relação a tudo isso. Ele dizia que da primeira flecha ninguém pode escapar, mas da segunda se pode fazer muito para não ser atingido.

Usando o exemplo da morte dos meus pais, a primeira flecha seria a morte de ambos. Esse desconforto primário é inevitável, mas a segunda flecha, os chamados desconfortos secundários, que são a resistência que crio a tudo isso, portanto a resistência que coloco nesse desconforto, gera tanta dor quanto a morte dos meus pais. E por essa eu posso fazer muito.

É assim com a velhice. Quando ela chega, nada posso fazer a não ser aceitar e desse modo evitar desconfortos desnecessários que vão me gerar sofrimento no meu processo de envelhecimento.

Com certeza envelhecer nos traz desconfortos. A pele começa a enrugar, a massa muscular começa a diminuir, os hormônios já não são os mesmos, para as mulheres há a menopausa, algumas pessoas desenvolvem doenças crônicas que podem ser muito limitantes. Como não existe apenas uma velhice, cada pessoa enfrenta seus próprios desafios e desconfortos. É nessa ocasião que precisamos trazer para perto de nós a equação do sofrimento do *mindfulness* e lembrar que, se a minha resistência aos desconfortos só vai me trazer mais sofrimento, então preciso encontrar meios de viver feliz mesmo na presença dos desconfortos do envelhecimento.

Vou trazer mais uma vez o exemplo da entrevista da atriz: quando ela afirma que a velhice não está sendo fácil, de maneira muito inconsciente, afinal a resignação é um processo do inconsciente, ela está resistindo a algo que não pode mudar e perdendo muitas oportunidades de viver plenamente o que já está acontecendo, que é o fato de ainda ser uma quase sessentona bonita, exuberante e com certeza cheia de vida a ser vivida.

Aceitar a si mesmo, no entanto, não é fácil. Passei por um processo de não aceitação que me levou a fazer um procedimento que jamais imaginei.

Sempre me mantive dentro do meu limite de peso. Nunca sofri por sobrepeso ou obesidade, mas lá pelos idos de 2013, com 52 anos, me vi com 10 quilos a mais. De 68 quilos saltei para 78.

Minhas calças já não serviam em mim, as camisas apertavam, começando a marcar uma certa gordura abdominal que nunca tive. Eu me olhava no espelho e não gostava do que via, apesar de não ser nada demais.

Passei por um processo de não aceitação de mim mesmo que nunca havia experimentado. Uma dissonância cognitiva de autoimagem. Tentei diminuir o consumo de alimentos calóricos e aumentar os exercícios, mas não via nada surtir muito efeito. De tanto não me aceitar, acabei escolhendo um caminho de que me arrependo até hoje: parti para uma lipoaspiração.

Poucas pessoas do meu convívio sabem disso, mas me aspirei por não me aceitar. A lipoaspiração é um processo muito invasivo, e o pós-operatório, pelo menos para mim, foi terrível. Tudo por causa de 10 quilos a mais que poderiam, e deveriam, ser cortados com mudança de hábitos e um novo estilo de vida. Como não mudei meu estilo de vida, pouco tempo depois ganhei de volta tudo o que perdi.

Quero apontar dois detalhes para reflexão. O primeiro é: Onde vão desembocar minhas escolhas quando acabo não me aceitando como sou? Se eu tivesse aceitado que a idade estava fazendo meu metabolismo desacelerar, talvez tivesse buscado soluções diferentes da lipo para perder os quilos que queria.

A outra reflexão é sobre determinados "atalhos" que pegamos para obter resultados instantâneos. Quando me perguntam pela receita para envelhecer de maneira bem-sucedida, sempre respondo que não existem fórmulas mágicas, mas tenho certeza de que tudo sempre passa pela questão do "estilo de vida", que vai definir o envelhecimento que terei.

Meses depois da lipo, quando voltei a ganhar os 10 quilos que retirei, resolvi que teria de mudar meu estilo de vida, e foi nesse momento que a chave do envelhecimento virou para mim. Eu me transformei em ovovegetariano, passei a me dedicar à meditação, resolvi dar atenção à qualidade do meu sono, voltei a fazer exercícios físicos com mais regularidade e intensidade e, finalmente, retomei minhas sessões de terapia cognitivo-comportamental, o que fez melhorar todas as minhas relações interpessoais. Dessa vez os 10 quilos foram embora de novo e nunca mais voltaram. Os quilos a mais eram o desconforto que eu precisava aceitar e enfrentar para ser quem sou hoje.

É certo que a velhice traz bons momentos para nós, mas também é quase certo que, junto com os ganhos, alguns desconfortos surgem na forma de dor e de doença. Na velhice, precisamos aprender a sermos felizes, mesmo na presença da dor e da doença. É bem provável que essas duas apareçam na jornada de quem envelhece, então precisamos buscar possibilidades de conviver com elas e mesmo assim sermos felizes. Saiba que é possível viver uma velhice feliz, mesmo sentindo dor, mesmo estando doente.

SENDO FELIZ MESMO COM A DOR E A DOENÇA

Aprendi muito a lidar com a dor (tanto a física como a emocional) inspirado no trabalho de uma profissional que admiro muito. Vidyamala Burch é escritora, professora de *mindfulness* e fundadora do Breathworks, organização internacional de *mindfulness* voltada para o gerenciamento da dor. Especialista em gestão da dor com base nas práticas baseadas em *mindfulness*, ela experimenta cotidianamente o que é andar de carona com a dor crônica: convive com um problema congênito na coluna e ainda se machucou seriamente durante um treino de salvamento. Como se não fosse o suficiente, Vidyamala sofreu um grave acidente de carro que a deixou praticamente incapacitada. Portanto, se existe alguém que entende de dor, é ela.

O envelhecimento pode nos trazer dores físicas e/ou emocionais. Tudo bem que estamos sujeitos a elas em qualquer idade, mas na velhice tendem a ser mais presentes. No caso da atriz que me inspirou a abrir este capítulo — e posso estar errado —, talvez ela ainda não enfrente dores físicas limitantes, mas, ao não se relacionar bem com o envelhecimento inevitável, instala-se nela uma dor emocional que pode ser tão ou mais limitante que uma dor física.

Mas, afinal, como lidar com a dor e a doença na velhice e mesmo assim ser feliz?

Segundo Vidyamala, melhor que tentar vencer um inimigo muitas vezes invencível como a dor crônica é negociar e tentar plantar flores nesse lugar. No interessante livro *Viva bem com a dor e a doença*, ela nos dá uma dica que vale ouro. Segundo ela, quem sofre de dor crônica acaba colocando todo o seu foco, durante o dia, naquela dor, o que é compreensível: se você tem uma lombalgia e aquela dor fica o dia todo pulsando, latejando, é quase inevitável que você foque nesse sofrimento. O problema é que, nesse movimento, você acaba se transformando apenas nessa dor, e certamente você é bem mais que isso. Ao longo do dia, apesar de a dor não te largar, há outros eventos prazerosos e tão verdadeiros quanto ela.

Tirar o foco da dor e colocá-lo em eventos que dão prazer faz você sair da dor e viver a felicidade dos bons momentos; isso por si só já é transformador na sua relação com a dor ou a doença. Onde o seu foco está, é para lá que vai a sua energia. Se meu foco durante o dia está na dor e na doença, serei dor e doença, mas, se em alguns momentos consigo mover meu foco para os eventos que verdadeiramente me dão prazer, deixo de lado viver no desconforto para viver no prazer. Quando o sofrimento cessa, novas janelas de oportunidades se abrem e entram os momentos de felicidade que também nos rodeiam.

O problema é que, focados apenas na dor, deixamos de viver esses momentos. Falo isso por experiência própria. Vivo uma situação limitante de saúde que pouca gente conhece e uso isso para exercitar muito a minha mudança de foco para sair da doença e ser feliz. Sou monocular.

Pois é! Pouca gente sabe, mas sou totalmente cego do olho esquerdo. Aos 17 anos fui acometido por uma toxoplasmose severa que me roubou uma das vistas. Lembro como se fosse hoje. Acordei em um sábado, no ano de 1978, depois de uma noite de farrinha adolescente, e senti o olho esquerdo meio embaçado. Aquela sensação permaneceu durante todo o fim de semana.

Na segunda-feira meus pais me levaram a uma clínica de oftalmologia em Belém, e lá disseram que meu olho estava normal. Mas não estava. Duas semanas depois eu desembarcava em um centro de oftalmologia referência na cidade de Campinas. E fui diagnosticado com uma inflamação no nervo óptico causada por toxoplasmose. Para meu azar, me receitaram corticoide quando o medicamento correto deveria ser sulfa.

O fato é que, por causa disso, perdi a vista esquerda e, consequentemente, também não tenho a visão 3D e o sentido de profundidade. Ficou difícil, por exemplo, continuar a jogar tênis de quadra, esporte que eu adorava praticar naquela época. Algumas vezes eu pensava que a bolinha estava perto, mas ela estava longe, e em outros momentos eu pensava que ela estava longe, mas estava perto. Também não tenho visão 180 graus, mas isso não me impede de dirigir desde jovem e de ter tido algumas motos. Hoje, porém, evito algumas práticas. O futebol, que eu tanto amava jogar, resolvi deixar de lado porque virou esporte de alto risco. Descobri isso quando, numa pelada, levei uma bolada na vista boa e fiquei sem enxergar direito por uns dois dias. Vivo com essa condição, de ser monocular, há 45 anos.

"Ora, quem tem dois olhos tem um, quem tem um não tem nenhum." Ouvi muito essa frase ao longo da vida. A verdade é que todos os dias acordo com 50% de chance de ficar totalmente cego, afinal basta acontecer algo de grave na minha vista direita para isso. Já pensou o que é conviver com essa ameaça diariamente? Um desconforto que me visita todos os dias. Está nas minhas mãos decidir focar apenas nele ou não.

Desde que perdi a visão do olho esquerdo, confesso que nunca me peguei pensando muito nessa condição de ficar cego, e isso provavelmente me fez viver sem grandes crises de ansiedade. Inexplicavelmente, porém, a partir dos 50 anos, esse pensamento tem vindo de forma mais recorrente. Aqui ou acolá me vejo pensando nessa possibilidade: e se eu perder meu olho bom?

Com certeza esse não é um pensamento saudável, porque gera crises de ansiedade. E é aí que as reflexões de Vidyamala, além dos meus aprendizados de *mindfulness*, me trazem de volta ao equilíbrio. Em vez de ficar pensando no olho que não tenho, prefiro dirigir minha energia para o que ainda tenho e me permite fazer tudo o que ainda posso. Talvez por isso eu tenha me transformado no realizador que sou. Quero tudo para agora, para hoje. Nada no meu modo de viver é para amanhã. Meu problema nunca foi a falta do olho esquerdo, mas o medo que tinha de perder o olho saudável.

Agora, toda vez que começo a querer chorar pelo olho que perdi, resolvo fazer festa pelo olho saudável que ainda tenho, e isso aumenta a sede de enxergar na vida tudo o que a minha vista pode alcançar.

Tenho a sensação de que ser PCD (ser monocular me coloca na categoria de pessoa com deficiência) aumentou minha resiliência, um mecanismo de proteção que dá a força necessária para nos recuperarmos física e emocionalmente após um evento adverso. É quando superamos esses desafios da vida que nos tornamos cada vez mais fortes.

Pensando bem, esse também é o princípio elementar de um conceito biológico chamado *hormese*, que pode ser a mãe da resiliência. A origem da palavra é grega. *Hormese* vem de *hormaein*, que significa excitar, se referindo a um processo em que um elemento estressor controlado (tomar banho de imersão em uma banheira cheia de gelo, praticar atividades físicas intensas etc.) provoca uma resposta adaptativa, gerando uma proteção duradoura contra exposições posteriores. É como aceitar alguns desconfortos físicos e emocionais deliberadamente para fazer o corpo e a mente ficarem mais fortes. Pequenas doses de estresse, portanto, seriam doses de *hormese*. Quando o estresse se estabelece em nós, o corpo reage, tentando neutralizá-lo. Essa luta do corpo contra o estresse nos faz mais fortes e resilientes. Isso é *hormese*.

Em última análise, a dor e a doença, se encaradas de forma resiliente, promovem em nós a hormese necessária para encararmos os desafios do envelhecimento. Sinto que aprender a viver com um único olho saudável me fez enxergar mais longe detalhes que pessoas com os dois olhos saudáveis costumam não ver. Talvez por isso me chamem de criativo.

Mas a velhice traz outros medos que nos espreitam, como a solidão e a doença. A solidão é o grande medo da pessoa idosa; entre as doenças, as demências, as doenças neurodegenerativas, são as que mais nos assustam.

Com relação às doenças, a janela de oportunidades é sem dúvida o estilo de vida. Já falamos muito neste livro sobre algumas atitudes que nos tornam mais longevos. Particularmente com relação às doenças neurodegenerativas, nosso padrão alimentar predispõe a inflamações no cérebro. Alimentação com muito açúcar, muito carboidrato simples (trigo, principalmente) e leite e seus derivados acaba ajudando a inflamar o cérebro. Com certeza existem fatores genéticos que estimulam o aparecimento de doenças neurodegenerativas, mas eles representam apenas cerca de 10%, e o restante sem dúvida é estilo de vida.

Para a solidão, o melhor remédio é fazer amigos e saber mantê-los. Parece óbvio e fácil, mas não é. Quanto mais regulação emocional tenho, maior a minha capacidade de construir e manter laços. Já mencionei que as práticas baseadas em *mindfulness* são ferramentas bem eficientes para nos proporcionar regulação emocional, diminuindo a impulsividade e aumentando a empatia e a compaixão. Em um mundo cada vez mais estressante, fica fácil perdermos o prumo, agindo impulsivamente e, como consequência, nos afastando de pessoas queridas. Então, para conquistar e manter amigos, medite.

Sinto que vivemos uma epidemia de solidão no mundo. Para onde olho, percebo pessoas solitárias e sofrendo com isso. É bom deixar claro que não falo de solitude, essa capacidade maravilhosa e essencial que todos devemos ter de em alguns momentos ir para um canto, sozinhos, para refletir sobre temas importantes da vida.

Na epidemia de solidão, sinto que o homem idoso sofre mais que a mulher idosa. Como o homem não foi educado para demonstrar fragilidade, tem dificuldade em pedir ajuda e acaba se isolando, caindo em depressão. Já a mulher, em geral, é mais sociável e divide com mais facilidade suas fragilidades, buscando o amparo de amigas. Isso faz toda a diferença.

A solidão mata e adoece. Às vezes sou criticado por afirmar que as mulheres estão sabendo envelhecer melhor do que nós. Apesar de a sociedade cobrar bem mais delas, principalmente em termos estéticos, as mulheres acabam envelhecendo melhor. A expectativa de vida de homens e mulheres prova isso. Elas têm uma expectativa de vida sete a oito anos maior que a nossa, portanto precisamos aprender muito com elas, de novo. Os números são comprovados pela tábua de mortalidade 2022, divulgada pelo IBGE

Não tenho dúvida de que algumas das questões abordadas neste capítulo são as responsáveis pela não aceitação do nosso envelhecimento. Lembre-se do caso da atriz que citei. Me olhar no espelho e ter uma saudade incontrolável de quem fui não ajuda em nada o Ney que ainda posso ser, mas antes disso preciso gostar do Ney que estou sendo e serei. Preciso me apaziguar com a versão do SeuNeyzinho idoso que estou construindo.

Talvez me faltem músculos, mas vai me sobrar sabedoria. Provavelmente faltarão hormônios, mas vão sobrar empatia e compaixão.

Somos seres com alto poder de adaptação. Se nos abrirmos para aceitar nosso envelhecimento, saberemos nos adaptar a ele.

O que não pode faltar jamais na velhice é também o grupo de apoio. Amigos e amigas para nos acolher, relacionamentos saudáveis — e não falo de quantidade — são terapêuticos, e no próximo capítulo vamos conversar um pouco sobre o poder do afeto. A falta dele pode abalar a nossa jornada do envelhecimento.

6

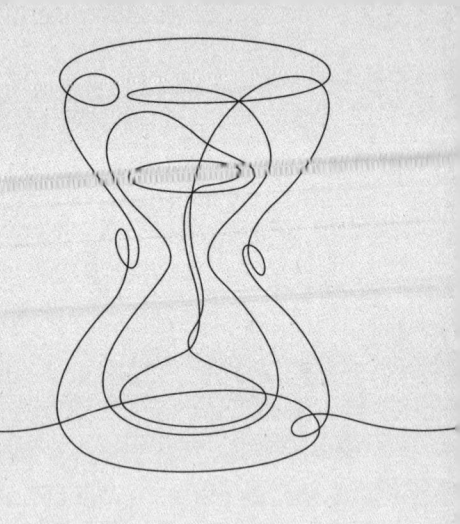

O poder terapêutico das conexões sociais

Talvez seja mais fácil entender que alimentação saudável, atividades físicas e sono reparador são fatores determinantes para vivermos mais e melhor, afinal são fatores mais objetivos, mais simples de serem percebidos, que com certeza promovem saúde e consequentemente envelhecimento bem-sucedido. O difícil é entender que não vai adiantar muito ter tudo isso a seu favor se, em outra ponta da vida, as suas relações humanas estiverem comprometidas. Se suas conexões sociais estão em desalinho, você está adoecido, mesmo que não perceba dessa forma.

As chamadas *conexões sociais* são terapêuticas e determinantes para o envelhecimento bem-sucedido. As relações tóxicas nos adoecem, mas a ausência de relações também. Talvez a maior evidência científica dessa premissa venha de uma pesquisa conhecidíssima da Universidade Harvard sobre o que faz uma pessoa se sentir feliz. A pesquisa tem a coordenação do psiquiatra Robert Waldinger, professor da Harvard Medical School e dirigente do Harvard Study of Adult Development, um dos estudos mais longos já conduzidos sobre a vida adulta. Waldinger compilou os achados desta pesquisa no livro *The good life: lessons from the world's longest scientific study of happiness* (em tradução livre, A boa vida: lições do mais longo estudo científico sobre felicidade do mundo). Há mais de oitenta anos os pesquisadores estudam quais seriam os componentes da felicidade. E eles descobriram que há um fator comum aos que se dizem felizes: relacionamentos saudáveis. A maioria dos pesquisados que se percebe feliz, aliás, tem casamentos duradouros e equilibrados.

O que a pesquisa não estava procurando, mas acabou encontrando, é que essas pessoas felizes e com relações saudáveis também viveram, e vivem, mais e melhor, portanto, tiveram seu *healthspan* aumentado. Elas são mais longevas e saudáveis. Não faltam estudos científicos comprovando a relação entre saúde relacional (conexões sociais felizes) e a nossa saúde física e mental. A qualidade das nossas relações sociais e afetivas é um dos principais preditores para uma vida longa e saudável.

Outro estudo, realizado por uma das maiores seguradoras independentes do Brasil, constatou uma forte correlação entre relacionamentos interpessoais e a saúde das pessoas. A pesquisa da SulAmérica Seguros avaliou durante dois anos um grupo de 13.550 segurados da empresa. A ideia era mapear a conexão entre a saúde emocional e outras áreas da vida. Entre os pesquisados, a grande proximidade com familiares e amigos elevou a nota de saúde emocional de 6,2, que é a média entre os que não têm vínculos sociais fortes, para 7,7. São os aspectos relacionais afetando, para o bem ou para o mal, a percepção de saúde das pessoas.

Essa pesquisa ainda confirmou que, entre os homens, esse fator relacional é ainda mais determinante para a autopercepção de saúde. Entre os homens pesquisados, aqueles que têm vínculos sociais fortes, essa nota da saúde emocional subiu para 8.

Em outra pesquisa, da Universidade Federal de Minas Gerais, foi estudada a autopercepção de saúde entre 370 pessoas idosas. Os resultados sugerem que as relações sociais influenciam a autopercepção de saúde de pessoas idosas pesquisadas, independentemente de sua condição real de saúde. As pessoas idosas que tinham uma percepção negativa de seus relacionamentos pessoais e não podiam contar com alguém para ajudá-las também perceberam a sua saúde como ruim.

Note que essa pesquisa mostra que eles se percebiam não saudáveis independentemente da sua real condição de saúde, ou seja, poderiam até estar saudáveis fisiologicamente, mas acabavam adoecendo por se *perceberem* adoecidos. Tudo isso era gerado pela absoluta falta de grupo de apoio social, pela falta de relações que os apoiassem. Essas pessoas adoeciam por causa da solidão, que acaba sendo frequentemente uma consequência de muitas relações falidas ao longo da vida. Sem grupo de apoio, sem amigos, se estabelece a solidão.

Em um capítulo anterior eu falei sobre a solidão como o primeiro grande medo das pessoas idosas no Brasil. A Sociedade Brasileira de Geriatria e Gerontologia de São Paulo fez uma pesquisa com 2 mil homens e mulheres acima dos 55 anos. Para 29% dos entrevistados, a solidão é o maior medo, seguida da incapacidade de enxergar e de se locomover. Isso quer dizer que, entre ficar cego e não andar, a pessoa idosa brasileira tem mais medo de seguir na jornada do envelhecimento sozinha. Parece que, nos dias de hoje, o ser humano ou está se sentido sozinho ou, muitas vezes, mal acompanhado, ou ainda sendo má companhia para pessoas queridas.

A solidão é quase uma epidemia nos dias de hoje, e viver no isolamento afeta demais o nosso sistema imunológico, abrindo portas para doenças como herpes-zóster e inflamações crônicas, por exemplo, artrite reumatoide e diabetes tipo 2. Lembrou dos capítulos anteriores? Quanto mais inflamação tenho no corpo, mais acelero o meu relógio do envelhecimento.

Quando a solidão se estabelece, alguns efeitos surgem para acompanhá-la — apreensão, insegurança, desesperança, inquietude —, e então chega ao cérebro a mensagem de que o corpo está sob estresse, aumentando a atividade da amígdala cerebral e elevando a produção de cortisol. Esta substância, quando produzida em grande quantidade, faz crescer as chances de estresse crônico, diabetes, hipertensão arterial, depressão, fadiga crônica, ansiedade, comprometimentos cardiovasculares, problemas gastrointestinais, ganho de peso e perda de massa muscular.

A solidão promove no corpo um estado de inflamação crônica e sistêmica. Inflamado, envelheço cada vez mais rápido e tenho a saúde comprometida.

Mas estudos revelam também que a solidão é um preditor importante para as chamadas doenças neurodegenerativas, como o Parkinson.

Em 2023, a prestigiada revista científica *JAMA Neurology* publicou um estudo associando a solidão ao Parkinson, um distúrbio neurológico progressivo que afeta principalmente o controle dos movimentos do corpo. A pesquisa acompanhou, durante quinze anos, cerca de 400 mil pessoas de um biobanco (lugar que armazena amostras biológicas para uso científico) no Reino Unido. Todos os pesquisados tinham idade acima dos 50 anos, e os resultados indicaram que os que se sentiam frequentemente solitários tinham 37% mais riscos de desenvolver a doença.

 A relação entre solidão e Parkinson tem muito a ver com as doenças neuropsiquiátricas provocadas pela solidão, como depressão e ansiedade, e se existe algo que hoje já é consenso na comunidade médica é que algumas doenças neurodegenerativas, como Parkinson e Alzheimer, têm realmente relação com doenças neuropsiquiátricas.

 Com certeza existem outros fatores determinantes para o aparecimento das demências, como fatores genéticos e de gênero, já que o Parkinson é mais comum em homens do que em mulheres. Os efeitos fisiológicos da solidão são devastadores para o cérebro, roubando qualquer possibilidade de um envelhecimento bem-sucedido. Quando nos sentimos sós, isolados e solitariamente entristecidos, aumenta a atividade de um eixo do cérebro chamado HPA (hipotálamo-hipófise-adrenal), responsável por controlar as nossas reações ao estresse, à digestão, ao humor, à sexualidade e às nossas emoções. Mas não para por aí. A solidão devora a existência saudável e afeta a nossa cognição e a capacidade de resolução de problemas. Ela diminui a neuroplasticidade do cérebro, que é a capacidade do cérebro de recuperar outras áreas lesionadas.

 Com certeza esse mal não afeta apenas as pessoas idosas, mas são elas que sofrem mais. Jovens acometidos por problemas de solidão são mais amparados pela sociedade, enquanto as pessoas idosas necessitadas de cuidados muitas vezes acabam indo parar em asilos ou instituições de longa permanência, aumentando ainda mais seu isolamento.

Para a Organização Mundial da Saúde (OMS), a solidão tem alcançado números altos demais, tanto que em novembro de 2023 a entidade criou uma comissão para lutar contra a epidemia de solidão. No Brasil, uma pesquisa publicada pela Unicamp em 2023 na qual cerca de 8 mil pessoas acima dos 50 anos foram entrevistadas concluiu que 16% delas se sentiam solitárias.

Tudo isso me permite afirmar que nem a solidão nem as relações tóxicas (que muitas vezes são mais nocivas que estar sozinho) combinam com o envelhecimento bem-sucedido. A saúde das nossas relações está diretamente relacionada à nossa saudabilidade como um todo. Descobri isso aos 39 anos.

ESPECIALISTA EM DESTRUIR RELAÇÕES

O que nos leva à solidão? Com certeza é a capacidade de destruir, ou contaminar, nossas relações humanas, e fazemos isso por absoluta falta de regulação emocional. Sem ela, não consigo identificar nem acolher sequer as minhas emoções, muito menos as emoções das pessoas com quem me relaciono. Temperamento não é destino, como diz o grande Daniel Goleman em seu livro *Inteligência emocional*. E as emoções tóxicas geram influências em termos clínicos, apesar de ainda existirem médicos que não acreditam nessa possibilidade.

Muitos estudos clínicos comprovam que pessoas que sofrem de transtorno de ansiedade generalizada ou que passam por longos períodos de tristeza, pessimismo e estresse crônico têm risco dobrado de contrair doenças como asma, artrite, dores de cabeça e doenças cardíacas. É por isso que o consenso médico afirma que as emoções tóxicas fazem tanto mal à saúde quanto o tabagismo e o colesterol alto, por exemplo.

Em um capítulo anterior eu trouxe esta reflexão: "Para o nosso corpo, todo pensamento é verdade, todo sentimento é verdade". Como não distingue o que é real do que é ficção, o corpo acolhe como verdade tudo que vem do cérebro, seja bom ou ruim. Então, pergunto: Como anda a qualidade das suas relações sociais e de afeto? São relações que promovem boas emoções ou emoções tóxicas? Faço essa pergunta porque já fui um especialista em destruir relações e sei o mal que tudo isso causou para a minha saudabilidade e o quanto acelerou o relógio do meu envelhecimento.

Fui casado durante doze anos. Desse casamento, tive dois filhos. Casei muito cedo, aos 27 anos, e, por absoluta imaturidade, e falta de inteligência emocional, acabei estabelecendo um relacionamento bem desafiador para mim e para a minha esposa. Tenho certeza do quanto causei de sofrimento nessa relação e do quanto isso tudo afetou a minha saúde, a da minha ex-esposa e a dos meus filhos. Não que a relação fosse de todo ruim. Nos amávamos, tivemos um casal de filhos maravilhosos, crescemos juntos profissionalmente, mas a minha falta de regulação emocional trouxe dor ao nosso convívio.

Depois de doze anos casados, nos separamos e meses depois lá estava eu em outra relação, repetindo os mesmos erros, adoecendo mais uma companheira e por tabela me adoecendo também. É óbvio que essa união não durou, e foi aí que a luz se acendeu. O problema era eu! Estava repetindo padrões em todas as minhas relações, e todos os padrões repetidos tinham como pano de fundo a minha falta de regulação emocional.

Sem saber como manejar minhas emoções, arruinei grande parte das relações da minha vida. Eu era impulsivo, mas me achava sincero e franco. Era pouco empático, mas me achava compassivo (não existe compaixão sem empatia). Era uma pedra de gelo, mas me achava romântico. Minha falta de regulação emocional, aliada à pouca consciência de mim mesmo, me fazia criar uma imagem totalmente distorcida de como as pessoas realmente me enxergavam. Se elas me enxergavam errado, então o problema era a maneira "equivocada" como me percebiam, afinal eu não era nada daquilo (contém ironia).

Sem autoconhecimento, eu vivia sem autorresponsabilidade. O inferno era sempre o outro, mas na verdade não era... Os padrões estavam em mim, e era *eu* que os repetia em todas as relações. Não que as outras pessoas com as quais me relacionei também não tivessem seus próprios padrões, mas esse fator não estava sob o meu controle, e eu nada podia fazer por isso. Só que eu poderia fazer por mim, e resolvi fazer.

Quando você decide assumir seus equívocos e se responsabilizar pelo que é e faz, acaba sendo inevitável olhar para trás e ver quanta destruição causou. E algumas fichas começam a cair. Eu olhava para trás e percebia com clareza as dores que causei, todas as pessoas que perdi (tudo bem que perder algumas dessas pessoas acabou sendo uma dádiva) e as dores que acabei gerando para mim mesmo.

Fui entender, ainda, que fisicamente eu estava adoecido. Havia perdido algo em torno de 30% da massa muscular por ter me tornado sedentário, estava fumando, me alimentando mal (era viciado em Fanta Laranja) e dormindo pessimamente. Pela primeira vez fiz um exame de bioimpedância e descobri que, aos 39 anos, estava com uma idade biológica de 47.

O estresse gerado pelas minhas relações estava acelerando meu relógio do envelhecimento. As emoções tóxicas que eu produzia em mim, e nas pessoas, estavam me envelhecendo precocemente. No aspecto fisiológico eu estava oito anos mais velho do que deveria, e olha que o único fator que gerava estresse e conflitos na minha vida era o relacional, afinal o restante estava em ordem: eu estava bem empregado, gostava do que fazia, era bem remunerado, sempre muito requisitado profissionalmente, era reconhecido pela atuação profissional. As minhas relações, essas sim eram muito complicadas.

Quem me conhece desde aquele tempo e está lendo este livro agora deve dizer: "Mas o Ney era uma pessoa difícil". Sim, eu *era* uma pessoa difícil; só não percebia. Minhas relações no ambiente de trabalho eram tensas, a relação de afeto com meus pais era complicada, meus namoros sempre foram marcados por disputas e discussões, com meus filhos a relação também não era fluida, as amizades eram difíceis de serem mantidas, enfim, a falta de regulação emocional comprometia um eixo importante para a promoção da minha saudabilidade. O eixo conexões sociais estava muito comprometido e me adoecendo. Eu precisava tomar uma atitude para me autoconhecer e tentar regular melhor as emoções — apesar de que naquele tempo eu nem sabia o que era isso.

Foi quando pela primeira vez, aos 39 anos, resolvi deitar em um divã de psicanálise. Esse foi meu primeiro grande mergulho em busca do autoconhecimento. Foram longos anos, entre idas e vindas, no divã da dra. Maria Tereza Nassar, a psicóloga que me ajudou muito a enfrentar meus demônios e minhas sombras e a descobrir minhas luzes. As horas no divã me fizeram entender o quanto meus complexos parentais tinham forjado o que eu era e a maneira como me relacionava com as pessoas.

No entanto, se esses complexos formaram muito o que eu era, também estaria ao meu alcance poder ser melhor por absoluta convicção. O primeiro passo foi desculpar a todos os que acabaram gerando em mim os meus complexos e a partir desse ponto começar a me responsabilizar por aquilo em que havia me transformado. Entender que minhas luzes e minhas sombras são responsabilidade minha. Esses complexos parentais são construídos em nós principalmente por pais e mães, que também já foram crianças e tiveram pais tão errantes como todos os pais são.

A leitura de um livro me ajudou muito no entendimento de tudo isso. Escrito por um psicólogo francês chamado Guy Corneau, *Será que existe amor feliz?* ajudou a tirar a venda dos meus olhos para que eu enxergasse quem realmente era. Desci para os meus porões e fui abrir os meus escaninhos. E a pessoa que vi depois que as vendas caíram não me deixou feliz, mas me possibilitou trazer à tona muitas camadas minhas que eu desconhecia ou das quais não tinha consciência. Então, me abri com muita sinceridade para o embate do autoconhecimento.

    Apesar de sempre ser um caminho doloroso, quando é percorrido com intenção genuína a evolução da nossa dimensão humana se amplia. Se encontrei muitas dores pelo caminho da expansão de consciência, também encontrei muitas revelações que me levaram para outro patamar nas minhas relações.

    Provavelmente a relação que tive mais êxito em transformar foi a com o meu pai. De tanto enfrentar meus traumas inconscientes de infância, dei de cara com um que foi muito transformador e que me levou a uma catarse na relação com o meu pai, um ser humano essencial na minha vida. Eu, que sempre tive uma relação de pouco afeto com ele, consegui entender por que não conseguia ser afetuoso com uma pessoa que era querida por todos.

    Não vou entrar em detalhes sobre como esse trauma de infância surgiu dentro de mim para evitar julgamentos desnecessários e injustos sobre o meu pai, mas foi só no momento em que entendi minha ferida de infância, e as dores que ela me provocava, que consegui perdoá-lo, me aceitar e entender que eu reproduzia aquele trauma em todas as outras relações da minha vida. Por me sentir abandonado por ele em alguns momentos da nossa relação na primeira infância, eu esperava que todas as pessoas que me amavam um dia me abandonariam também.

    No instante em que acessei a dor do abandono paterno, coloquei isso para fora em uma conversa com ele e meu irmão. Senti que tirei um peso das costas dele, afinal ele silenciosamente se sentia muito culpado pelo que tinha feito, e ao mesmo tempo tirei um peso das minhas costas ao perdoá-lo. Dali em diante nossa relação mudou, ficou mais leve e fluida.

Ele faleceu de covid-19 aos 86 anos. Era um longevo 100% autônomo e independente, continuava trabalhando, fazia musculação diariamente, dirigia, apesar de ter algumas comorbidades que não o limitavam. A história de vida do meu pai daria outro livro.

Me sinto aliviado por ter tido a oportunidade de conversar com ele e de melhorar nossa relação, mas em alguns momentos lamento por não ter conseguido ir além e transformado ainda mais esse vínculo. Fiz o que pude dentro das minhas limitações. Foi resgatando o que foi possível da relação com o meu pai que descobri que poderia — e deveria — resgatar outras relações. Assim o fiz e acabei descobrindo o poder do afeto.

A revista *Psychological Science* publicou em 2014 um estudo interessante sobre o poder do abraço, que é um toque de afeto, mostrando que ele promove efeito protetor contra infecções respiratórias. Dentre as pessoas que ficaram doentes, as que receberam toques afetivos na forma de abraço experimentaram sintomas menos graves da doença. Outros estudos demonstraram que em casais românticos que compartilharam abraços frequentes a pressão arterial e a frequência cardíaca diminuíram, principalmente nas mulheres. O poder do abraço parece não só cicatrizar feridas emotivas, mas contribui para a saúde como um todo.

A mesma pesquisa demonstrou que beijos românticos podem ajudar nosso sistema imunológico a ficar mais forte e a responder com mais eficiência a ameaças de patógenos. Isso acontece porque, a cada beijo romântico trocado que dure cerca de dez segundos, transferimos algo em torno de 80 milhões de bactérias. O que em um primeiro momento pode parecer repugnante, na verdade, em última análise, é uma eficiente vacina natural contra novas ameaças bacterianas. Quem diria? O beijo romântico é uma vacina feita de afeto.

Se por um lado o afeto promove essa exuberância de bons efeitos na nossa saúde, a raiva nos consome. Ela é a total ausência de afeto. Se alguém nos fecha no trânsito, quase provocando um acidente, nossa amígdala cerebral e o neocórtex se excitam, preparando nosso corpo para a luta, para a vingança, e pensamentos de indignação tomam conta: "Esse cara podia ter causado um acidente! Esse cidadão podia ter me machucado! Tenho de tomar uma atitude com relação a isso!".

Benjamin Franklin já dizia que "a raiva nunca é sem motivo, embora raramente seja um bom motivo". Não falo aqui de pequenas doses de raiva, muitas vezes até essenciais para a nossa sobrevivência, mas daquela raiva que vai além do bom senso, prejudicando nosso bem-estar físico e o convívio social e provocando alterações fisiológicas pouco saudáveis. A partir da descarga de adrenalina que ela promove, podemos ter aumento de pressão, aceleração demasiada de batimentos cardíacos, tonturas, vertigens, tremores, inquietação e até insônia.

Em casos excessivos e duradouros de raiva, começamos a ter perda de memória, problemas gastrointestinais e, em surtos agudos, há o risco de um acidente vascular cerebral (AVC). No caso da relação com o meu pai, eu acabava cultivando inconscientemente dentro de mim um sentimento de raiva pela sensação de abandono que ele havia causado em mim. E essa raiva só se transformou em afeto quando fiz a catarse necessária com ele.

Se está provado que a qualidade de nossas relações afeta a qualidade da nossa saúde, não havia como uma relação fracassada com meu pai não afetar a minha saúde. Na época em que resgatei minha relação com ele eu não tinha ideia dessa premissa, mas lembro bem do quanto isso afetou minha percepção de felicidade. Se estamos felizes, vários neurotransmissores importantes são ativados, principalmente endorfina, serotonina, dopamina e ocitocina. Quando esse quarteto fantástico está ativado, vivemos em euforia.

A dopamina tem como missão, entre tantas, regular nossos processos emocionais e nos impulsionar a alcançar nossos objetivos, trazendo ânimo e evitando a procrastinação. Já quando há ausência de serotonina no cérebro, ficamos predispostos a crises de depressão ou mau humor. A endorfina é um analgésico natural eficiente que ameniza processos de dor e estresse. Já a ocitocina talvez seja a mãe dos neurotransmissores da felicidade e é muito produzida durante o parto, a amamentação e o orgasmo.

Perceba como relações saudáveis acabam afetando a nossa química cerebral e contribuindo para a promoção da saúde integral. Se nossas relações sociais e de afeto não estão saudáveis, estamos adoecidos, mesmo que não tenhamos consciência disso, e deixamos de produzir esse quarteto fantástico de neurotransmissores essenciais para a boa saúde mental.

Se suas relações fracassadas não fazem diferença para você, talvez seja necessário procurar um psicólogo e/ou um psiquiatra, porque existe uma possibilidade de que você seja um psicopata ou alguém com transtorno de personalidade narcisista, um ser humano totalmente desprovido de empatia. Só os sociopatas não sofrem nem adoecem por causa de relacionamentos fracassados. Como este livro pouco ou nada serve para sociopatas, sugiro muito, caso você esteja pensando em viver mais e melhor, que busque ferramentas que o levem a adquirir regulação emocional.

A grande maioria de nós vive na impulsividade, comprometendo muito as conexões sociais e criando um grande espaço para que a solidão se estabeleça. Mas precisamos ter a capacidade de resistir a impulsos. É essa capacidade a essência da regulação emocional. Quando estamos emocionados, somos estimulados a nos mover, e essa movimentação acaba sendo um impulso para tomar atitudes de que depois vamos nos arrepender. Todo impulsivo se arrepende e tem remorsos segundos depois de agir sem pensar. Quando a emoção é positiva nos movemos em boas direções, mas, quando ela é negativa (raiva, indignação, ódio, ira), os estragos da nossa movimentação são grandes.

Lembrando sempre de que o significado da palavra "emoção" é *mover*, então pergunto a você mais uma vez: Para que lado você está se movendo a partir das suas emoções? Para o lado das emoções que curam ou para o lado das emoções que adoecem?

Creio que ninguém nasce totalmente hábil na arte de autorregular suas próprias emoções, mas, se esse for o seu desejo genuíno, saiba que é possível ganhar essa habilidade, e práticas baseadas em *mindfulness* vão te ajudar muito nessa jornada. Jamais esqueça que temperamento não é destino: é ponto de partida. Aonde você quer chegar vai sempre depender de saber em quem você quer se transformar. Tenha a certeza de que viver cercado de pessoas que o acolhem e ser acolhedor para os seus são o ponto em comum de todos os longevos saudáveis.

    O outro ponto de chegada, o da solidão, é triste, sombrio e muito pouco saudável. Como humanos, somos seres relacionais e gregários que preferem viver em bando. Se tem algo que aprendi ao longo da vida, e com o filme *Na natureza selvagem*, é que só existe felicidade compartilhada. Para um envelhecimento bem-sucedido, fuja desesperadamente da solidão.

7

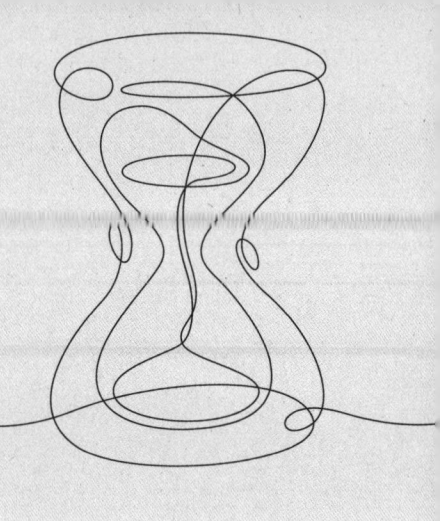

Envelheci, e agora?

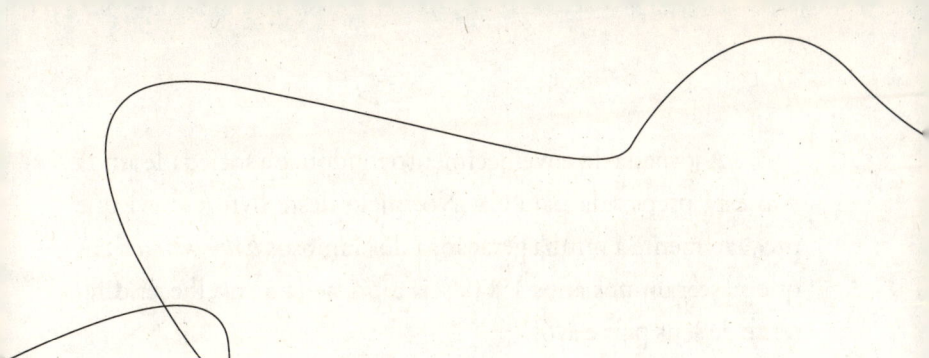

Certo, você se cuidou, fez atividades físicas, se alimentou bem, tratou da saúde do seu sono, conseguiu gerir seu estresse e chegou aos 60 com uma idade biológica de 40, cheio de saúde e apto a continuar a viver e produzir intensamente. Então, está na hora de novos começos e recomeços. Você está pronto para se apresentar para a sociedade com toda a sua vitalidade física, querendo as oportunidades a que tem direito, afinal você se acha capacitado para trabalhar, empreender, namorar, quem sabe até casar de novo ou pela primeira vez.

É aí que novos desafios surgem para os novos velhos que somos.

A partir deste ponto vamos ter de nos impor, saindo da invisibilidade em que a sociedade insiste em jogar a pessoa idosa. Quando conseguimos chegar saudáveis para viver a derradeira etapa da nossa vida, descobrimos que não nos querem por perto. Viver o envelhecimento com dignidade requer de nós quase uma imposição perante a sociedade, afinal o que vale é ser jovem. O velho é obsoleto, frágil e dá trabalho. E é preciso ter força para provar o contrário.

A jornada do envelhecimento mudou, e a sociedade ainda não está preparada para ela. No início deste livro escrevi que provavelmente a minha geração, a dos famosos *baby boomers*, os que nasceram nos anos 1960, seja a primeira a envelhecer diferente de seus pais e avós.

Nós somos a geração que está revolucionando o envelhecimento. Antes as pessoas tinham a aposentadoria como marco legal para desacelerar a vida, e a partir desse ponto era difícil continuar alimentando ambições e propósitos. Para nossos pais e avós, a aposentadoria era uma premiação que deveria ser vivida nos aposentos, em uma cadeira de balanço, vendo passar o que restava da vida. Era assim que a sociedade enxergava as pessoas idosas. O tempo do trabalho havia passado, o tempo da diversão não existia mais, novos aprendizados eram tarefas sem sentido para uma vida que estava tão próxima da finitude.

Obviamente que uma geração que sempre foi revolucionária por natureza, e aqui eu falo dos nascidos nos anos 1960, os famosos anos do "sexo, drogas e rock 'n' roll", não iria aceitar rótulos preconcebidos ditando normas. Afinal, para nós, a quebra de conduta sempre foi algo natural. Várias revoluções foram feitas pelos *baby boomers*. A liberação sexual a partir da pílula anticoncepcional e os movimentos pacifistas foram algumas das marcas deixadas.

E a geração que ressignificou a juventude agora está ressignificando o envelhecimento.

Na revolução da maturidade, uma nova batalha está sendo travada: a luta contra o etarismo. Essa denominação vem do termo inglês *ageism*, cunhado pelo psiquiatra e gerontologista inglês Neil Butler. Etarismo significa um conflito geracional ditado pelo preconceito. E saiba que, diferentemente do que alguns imaginam, o etarismo não é o preconceito apenas com a pessoa idosa, mas toda discriminação relativa à idade das pessoas.

Os jovens também sofrem etarismo, mas obviamente o principal alvo desse preconceito universal são velhos e velhas. Esse preconceito, entre tantas violências, tenta tirar de nós novos recomeços. O etarismo insiste em tornar obsoletos seres humanos que ainda têm muito a dar, muito com que sonhar e conquistar. Estamos chegando aos 60 cheios de vida, e a forma como vivemos nada tem a ver com obsolescência ou ausência de vida. O estigma da velhice está sendo quebrado por nós.

Mas não se engane. Precisaremos nos impor para sermos notados e respeitados.

O MERCADO DE TRABALHO É ETARISTA

Muito se fala do etarismo no mercado de trabalho. Ele existe, é cruel, mas novos ares começam a soprar. Uma pesquisa publicada na *American Economic Review* de março de 2020, chamada "Idade e empreendedorismo de alto crescimento", revela que uma pessoa de 60 anos que inicia um novo negócio tem três vezes mais chances de sucesso do que uma de 30. Pois é, a idade avançada tem lá seus benefícios. Essa pesquisa revela ainda quais qualidades fazem um sessentão ser mais confiável no empreendedorismo que alguém mais jovem.

- **EXPERIÊNCIA:** os anos de trabalho acabam sendo fundamentais para o sucesso do empreendedorismo entre pessoas idosas. Já temos uma ideia dos atalhos, perigos e desafios que com certeza vão aparecer e estamos prontos para enfrentá-los.
- **CONHECIMENTO DO MERCADO:** a experiência acumulada, muitas vezes em ramos diferentes de negócio, proporciona um profundo conhecimento sobre o público-alvo, e aqui não falo apenas de clientes ou consumidores, mas do próprio mundo corporativo. Nossa experiência acaba facilitando o trabalho dos mais novos.
- **FORTE REDE DE CONTATOS:** o mundo corporativo e do empreendedorismo se faz com *networking*, uma rede de contatos. Nada é mais decisivo para um empreendimento do que conhecer pessoas certas nos lugares certos. Por tudo o que já vivemos, com certeza temos (ou pelo menos deveríamos ter) uma rede de contatos sólida.
- **CONFIANÇA:** simplesmente acreditar em si mesmo e no que você está oferecendo. Pessoas mais velhas têm níveis de confiança mais elevados.
- **PAIXÃO:** pessoas mais velhas ressignificam o trabalho colocando o sentimento de paixão em tudo o que fazem. Isso é muito visível na vibração com que os empreendedores 60+ abrem novos negócios.

Aos 60 anos, vivi na pele o último item. O mais emblemático da situação que vivenciei — e ainda vivencio — é que inventei de empreender em um segmento de mercado que em tese é lugar para pessoas mais jovens. Em 2021, minha ex-companheira e eu (hoje amiga e sócia), Mary Tupiassu, resolvemos assumir um perfil de Twitter bem poderoso que existia em Belém chamado "Belém Trânsito". Era uma conta criada para monitorar o trânsito caótico da cidade, mas que com o passar dos anos tinha se transformado em uma página de notícias, principalmente políticas. Resolvemos assumir o perfil para transformá-lo em um veículo digital multiplataforma de informação e entretenimento.

Além do Twitter, hoje X, começamos a trabalhar em outras redes, como Facebook, TikTok, Instagram e Kwai. Fizemos um *rebranding* e mudamos o nome para *BTmais*, uma vez que o trânsito não seria mais o foco central. Nosso plano deu tão certo que hoje, dois anos depois, temos um canal multiplataforma com quase 1 milhão de seguidores, e nossos conteúdos alcançam cerca de 65 milhões de visualizações por mês. Em dois anos o valor de mercado do BTmais cresceu 2.000%.

Sempre fui empreendedor, mas nesse exercício de empreender na maturidade ficou claro para mim. Fiz muito menos esforço para alcançar meus objetivos e o processo, comigo e com as pessoas que tive de gerenciar, foi muito mais leve e prazeroso.

Se por um lado existem novas perspectivas e possibilidades se abrindo para a pessoa idosa, por outro temos uma grande batalha a ser travada para inserir pessoas idosas no mercado de trabalho.

Uma recente pesquisa da empresa Ernst & Young e da agência Maturi, de 2022, realizada em duzentas empresas no Brasil, mostrou um panorama cruel do mercado de trabalho para pessoas com mais de 50 anos. A maioria das empresas pesquisadas tem apenas de 6% a 10% de pessoas 50+ em seus quadros de funcionários. Segundo o mesmo estudo, 78% das empresas se consideram etaristas, impondo dezenas de barreiras para contratações de trabalhadores acima dessa faixa etária.

Em outra ponta dessa questão, a Pesquisa Nacional por Amostra de Domicílios (PNAD), feita pelo IBGE, mostra que, em 17 milhões de famílias brasileiras, o sustento da casa é de responsabilidade das pessoas com mais de 60 anos.

Mais do que nunca a sociedade precisa refletir sobre esses números, quebrando barreiras para a contratação de indivíduos 50+.

O etarismo no mundo corporativo é tão forte que muitas vezes o preconceito parte da própria pessoa idosa, o que tem nome: autoetarismo. De tanto ser rotulada como obsoleta, essa pessoa acaba se achando velha demais para procurar uma colocação. Conscientização e sensibilização são o caminho para mudar essa cultura das empresas, e isso também já vem acontecendo, não tão rápido quanto a taxa de envelhecimento do Brasil, mas uma nova cultura corporativa está surgindo.

As empresas já começam a entender que criar espaços intergeracionais é importante para o sucesso. A convivência de jovens e pessoas idosas lado a lado nas corporações inevitavelmente fará com que os jovens bebam da maturidade dos mais velhos e que estes absorvam a contemporaneidade dos mais jovens. Esse é o mundo corporativo ideal, e me parece que alguns empresários já perceberam isso.

Um grande grupo brasileiro, a rede de supermercados Assaí Atacadista, saiu na frente e criou o Programa 50+, que quer ampliar a contratação de profissionais acima dessa idade, além de desenvolver continuamente suas habilidades e competências. O resultado é que, de 2020 a 2022, o número de colaboradores com mais de 50 anos aumentou 90%. O relato de uma das gerentes do grupo é revelador. Para ela, os consumidores se identificam com os funcionários mais experientes, melhorando a imagem da rede.

É preciso que as empresas entendam que o etarismo é nocivo ao mercado de trabalho, e não é muito difícil detectar uma empresa etarista. É só observar dois fatores. Um deles é quem está sendo promovido e ascendendo na carreira dentro da empresa: os jovens ou o profissional 50+? O outro indicativo é quem normalmente é alvo das demissões. É bem comum empresas cortarem profissionais acima dos 50 anos com a desculpa do corte de custos.

Um bom começo para quebrar o ciclo etarista de uma empresa é fazer recrutamento às cegas, evitando verificar características como idade e sexo dos candidatos.

O etarismo no mercado de trabalho é tão universal que faz vítimas até mesmo na indústria do cinema e da televisão. No Brasil, atrizes como Flávia Alessandra, Claudia Ohana e Leticia Spiller encabeçam campanhas contra o etarismo na indústria das artes cênicas, pois perceberam que os papéis de protagonistas ficaram escassos em função da idade. Na indústria do cinema em

Hollywood, atrizes como Jane Fonda, Anne Hathaway, Catherine Zeta-Jones e Emma Thompson também perderam papéis de destaque em função da idade. Nessa área o etarismo vem igualmente revestido de machismo, afinal os galãs sessentões como George Clooney e Brad Pitt continuam brilhando em papéis principais.

Mas não é apenas o mercado de trabalho que não está preparado para acolher pessoas idosas: a sociedade também vai querer impor o que você deve ou não vestir. Ou você nunca ouviu a frase "Está muito velha pra usar essa roupa"?

A MODA É ETARISTA

Imagine que você passou a vida inteira estabelecendo seu estilo por meio de roupas que caem bem, mas de repente, quando a idade chega, a sociedade começa a oprimi-lo, retirando de você o direito de usar o que construiu como identidade. Vestir-se é antes de mais nada um ato político.

Pois saiba que depois dos 60 o que não vai faltar é consultora de moda ditando regras para o seu *dress code*, o seu código de vestimenta, um conjunto de regras a seguir. Para essas "especialistas", algumas peças são proibidas caso você já tenha "passado da idade". Vou colocar aqui algumas dessas dicas que, se não forem para você desprezar, quem sabe sejam para odiar:

> Minissaias jamais!
>
> Decotes muito profundos também não.
>
> Shortinhos muito curtos não pode!
>
> Laços e tiaras no cabelo não caem bem.
>
> Acessórios muito temáticos é melhor evitar.
>
> Camiseta com silkscreen é para adolescente.
>
> Jardineira, nem pensar!

Como você se sente diante dessa lista? Fico imaginando as mulheres nascidas nos anos 1960, que foram para as ruas de peito aberto, a favor da liberdade sexual, da pílula anticoncepcional, do amor livre, se contorcendo de raiva com essas regras bobas impostas por um código de postura que não vai a lugar algum.

Pode parecer pouco, mas, por não estar preparada para acolher essa nova pessoa idosa, a sociedade quer impor a ela códigos que não lhe cabem. Quando aceita esse tipo de interferência, o que você perde é a identidade que construiu ao longo da vida, até porque não é a idade que define o que você deve ou não vestir, mas sim o seu estilo de vida. Temos o direito de nos olhar no espelho e reconhecer a pessoa que sempre fomos.

Mas um novo ar começa a soprar também na indústria da moda.

Há alguns anos um movimento começou a tomar conta das passarelas pelo mundo. O que antes era espaço exclusivo de rostos joviais começa a ser preenchido por modelos de fios grisalhos e linhas de expressão no rosto. Naomi Campbell segue linda e deslumbrante, deslizando nas passarelas dos grandes desfiles de alta-costura. Rosa Saito, uma japonesa de 70 anos, viúva e mãe de três filhos, foi "descoberta" na rua por olheiros e hoje brilha em campanhas e editoriais. O mundo da moda finalmente está entendendo que beleza não tem idade e que a alma não envelhece. Isso tudo porque o mercado está se impondo.

A famosa "Economia Prateada" começa a mudar o mundo da moda. Não é à toa a presença de modelos maduras nas passarelas. Em 2019, uma pesquisa divulgada pelo IBGE revelou que o público sênior representa quase 20% do consumo, movimentando a cifra astronômica de 1,8 trilhão de reais na economia.

Padrões inalcançáveis de beleza afetam severamente a saúde mental principalmente de mulheres. Em 2022 a AARP (Associação Americana de Pessoas Aposentadas) entrevistou 7 mil mulheres sobre preconceito contra cor, origem e idade. Entre as entrevistada, 48% das que estavam acima dos 50 anos revelaram já terem sido vítimas de etarismo em diferentes âmbitos, alguns deles ligados à beleza. Esses padrões inatingíveis costumam disparar gatilhos de comparação pelo fato de a mulher não ter mais aquele corpo ou a mesma pele. Os dados da AARP apontam que mulheres nessas condições têm sua saúde mental abalada.

Quando falo sobre o mundo da moda, não tenho como

deixar de lado algo que é moda há muitos séculos, mas que parece não cair muito bem na pessoa idosa. A tatuagem. Sou todo riscado. Fiz minha primeira tatuagem aos 17 anos e desde então não parei mais. Cada traço no meu corpo tem uma história e um significado.

Algumas pessoas insistem em me perguntar o que vai ser das minhas tattoos quando eu ficar velho. Ora, velho eu já sou, e as tatuagens envelhecem comigo e estão lindas. Elas também contam um pouco da história de quem sou. Aliás, não tenho planos de parar de me tatuar. Há poucos meses, agora aos 62 anos, fiz uma tattoo com inspiração marajoara na batata da perna direita. Adoro a cultura amazônica e principalmente os mistérios do arquipélago do Marajó. Minha nova tattoo fala muito sobre a minha ancestralidade.

A INDÚSTRIA DA BELEZA É ETARISTA

Uma indústria que promete o que não pode entregar, muitas vezes pode confundir — alugar um triplex na cabeça principalmente de mulheres, mas dos homens também.

A indústria da beleza promete o rejuvenescimento, e pode até ser que estejamos mais perto da fonte da juventude, mas ainda não a alcançamos. Prevenir o envelhecimento é um detalhe factível, rejuvenescer ainda não. Desacelerar o relógio do envelhecimento é possível, mas rejuvenescer ainda é uma falácia.

Já está mais do que na hora de essa indústria rever seus conceitos. Como pode um creme ser "anti-idade"? Desconfio de tudo que se coloque sob essa premissa. Eu quero ser favorável à idade que tenho, e não contra ela. Mas os exemplos não param por aí. O prefixo "anti" é comum na indústria de cosméticos. Imagine pegar um frasco de creme antirrugas. Com uma mensagem dessas, como poderei me apaziguar com as minhas inevitáveis marcas do tempo?

A indústria da beleza é muito poderosa e poderia ajudar a quebrar esse modelo do culto eloquente à juventude. Em vez de prometer o rejuvenescimento, poderia garantir uma pele saudável aos 60 anos e assim evitaria gatilhos desnecessários que afetam a saúde mental principalmente de mulheres, apesar de os homens estarem cada vez mais à procura de creminhos revolucionários.

Não faz sentido comprar produtos que dizem ser contra o envelhecimento. Ser contra ou renegar o envelhecimento é etarismo. Negar a velhice é uma batalha que jamais ganharemos. Para os dadivosos, o envelhecimento é o nosso destino certo. Reiterando os conceitos de antienvelhecimento, antirrugas e anti-idade, essa poderosa indústria só faz reforçar o preconceito que a sociedade já tem contra pessoas idosas, reafirmando que envelhecer é feio e ruim.

A comunicação do mundo dos cosméticos precisa parar de produzir ruídos preconceituosos, ou daqui a pouco a maioria do seu principal público não se verá representada em suas campanhas publicitárias. Além disso, essas empresas prestam um desserviço à saúde mental do público. Envelhecer não pode ser representado como um lugar feio e lúgubre onde ninguém gostaria de estar.

O ETARISMO NAS RELAÇÕES
MADURAS DE AFETO

Um dos livros da fotógrafa norte-americana Lauren Fleishman, chamado *The lovers*, trouxe à tona algo que a sociedade insiste em negar: pessoas idosas trocando afetos. No livro, Lauren documentou histórias de amor de casais que estão juntos há mais de cinco décadas. O trabalho rendeu fotografias de cem casais ao redor do mundo e expôs uma situação que a mídia insiste em não mostrar. São imagens de pessoas idosas se beijando na boca e trocando outros tipos de afeto inerentes ao amor.

De todas as faces do etarismo, essa talvez seja a mais perversa. A sociedade tenta tirar da pessoa idosa o direito de desejar e amar.

Durante muitos anos, estudos sobre sexualidade praticamente excluíram de seus objetos de pesquisa o comportamento das pessoas maduras, como se a pessoa idosa fosse assexuada. A sexualidade é um fator importante, que favorece o envelhecimento bem-sucedido, melhora a autoestima e precisa ser encorajada entre pessoas idosas. A intensidade e a frequência decerto mudarão, mas o desejo continua.

Em uma sociedade que cultua a juventude, parece que o direito à sexualidade é exclusivo para corpos viçosos e jovens. Os estudos sobre sexualidade na velhice também são muito distorcidos, preferindo se ater às pesquisas sobre disfunções e dificuldades, em vez de estudarem o bem-estar sexual de pessoas idosas e a maneira como isso pode afetar uma longevidade saudável.

A atividade sexual ativa benefícios endógenos, como a liberação de hormônios importantes para a saúde mental, por exemplo, a ocitocina, que diminui o estresse e melhora o humor. Receber um elogio de alguém que amamos faz liberar dopamina, o hormônio do prazer, ativando o mecanismo de recompensa do cérebro.

Se a sexualidade na velhice já é um tabu, imagine abrir ainda mais essa discussão para pessoas idosas homossexuais, transgêneros e bissexuais. A verdade é que as relações humanas precisam ser toleradas e aceitas em qualquer dimensão, mas esse é mais um tabu que as novas pessoas idosas terão de enfrentar. Acredito que o instinto libertário dessas pessoas não se deixará limitar por convenções sociais que restringem a capacidade de amar e ser amado.

CONTRA O ETARISMO, AS LEIS

Desde o início deste livro venho dizendo que não romantizo o envelhecimento. Pode até ser que para alguns seja uma viagem em céu de brigadeiro, mas para muitos não é, e os desafios são grandes.

Nos parágrafos anteriores deste capítulo, fiz questão de colocar algumas situações que provam que a sociedade ainda não está pronta para acolher as novas pessoas idosas. O bom é que não estamos sós, existe um conjunto de leis que nos amparam. O Brasil dispõe de um belo arcabouço legal amparando a velhice, e, quanto mais conhecermos nossos direitos, mais poderemos lutar por eles.

O primeiro conjunto de leis é a Política Nacional do Idoso, criada pela Lei n. 8.842, de janeiro de 1994, que tem como objetivo assegurar os direitos sociais desse indivíduo, criando condições para promover sua autonomia, integração e participação efetiva na sociedade.

Dentre os muitos artigos e incisos, quero destacar dois. Em um deles (artigo 3º, inciso I) está claro que a família, a sociedade e o Estado têm o dever de assegurar à pessoa idosa todos os direitos da cidadania, garantindo sua participação na comunidade, defendendo sua dignidade, seu bem-estar e o direito à vida. Em outro inciso (artigo 3º, inciso III), a lei afirma que esse indivíduo não deve sofrer discriminação de qualquer natureza. Guarde esta frase: **"A pessoa idosa não deve sofrer discriminação de qualquer natureza"**. Mais à frente vou trazê-lo de volta.

A outra norma moderna que ampara a pessoa idosa no Brasil é o Estatuto da Pessoa Idosa, a Lei n. 10.741, promulgada em outubro de 2003. Resolvi pinçar de lá um artigo que abre um campo enorme de batalha para pessoas idosas e dirigentes políticos no Brasil. A lei diz claramente que "É vedada a discriminação da pessoa idosa nos planos de saúde pela cobrança de valores diferenciados em razão da idade" (artigo 15, parágrafo 3º).

Um pouco antes eu pedi que você guardasse o artigo da Política Nacional do Idoso que afirma que essa pessoa não pode sofrer discriminação. Então, quando juntamos o texto do Estatuto que acabei de citar com aquele artigo da Política Nacional do Idoso, fica claro que o que as operadoras de planos de saúde praticam hoje no Brasil é etarismo.

Para fugir do Estatuto da Pessoa Idosa, a Agência Nacional de Saúde Suplementar (ANS) baixou uma normativa permitindo que a última faixa de reajuste dos planos de saúde seja de 59 anos, um ano a menos dos 60 que definem no Brasil que uma pessoa passa a ser idosa. Fugindo dessa faixa de idade, as operadoras podem praticar o reajuste que melhor lhes convier, escapando assim das leis que regem o Estatuto da Pessoa Idosa, já que preconceito é crime.

O plano de saúde para pessoas idosas no Brasil virou artigo de luxo. Apenas 22% delas têm esse privilégio. E assim se forma uma legião de desassistidos que vai pressionar ainda mais o SUS. Já passou da hora de as autoridades brasileiras reverem o modelo de negócios das operadoras de planos de saúde que praticam discriminação e preconceito contra a pessoa idosa.

Alguns tribunais já começam a exigir que as operadoras não usem apenas o critério da idade para reajustar planos de saúde de pessoas idosas, mas provem, por meio de cálculos, que aquela pessoa está realmente demandando mais serviços para os planos em função da sua fragilidade.

Com as mudanças de estilo de vida, o que se percebe hoje é que muitas pessoas idosas estão bem mais saudáveis do que os jovens. Veja o meu exemplo: tenho 62 anos, mas com uma idade biológica de 46, não adoeço nem demando serviços exagerados para o meu plano de saúde. No último ano, fiz apenas exames, que somaram cerca de 3 mil reais, enquanto desembolsei em mensalidades algo em torno de 14.400 reais. Apenas uma forte mobilização social, que ecoe até o governo federal, pode mudar o rumo dessa prosa.

Temos leis modernas que amparam a pessoa idosa, mas nos faltam políticas públicas assertivas que definitivamente alcancem esse indivíduo. Um sopro de esperança foi sentido com o governo Lula lançando, em 2023, o programa Envelhecer nos Territórios, que tem o objetivo de tornar efetivas as políticas públicas destinadas a pessoas idosas. Mas isso não vai acontecer em um passe de mágica; será necessária uma mobilização nacional para cobrar de prefeitos, governadores, deputados, vereadores e senadores a criação de conselhos municipais que garantam a implantação dessas políticas.

Um exemplo é o direito à habitação. Se a lei for cumprida, todo programa habitacional, público ou subsidiado com recursos públicos terá de reservar pelo menos 3% das unidades residenciais para atendimento às pessoas idosas. Realmente precisamos alargar nossa atuação política e social.

DICAS DO SEUNEYZINHO

Para lutar pelos nossos direitos, é preciso conhecê-los, por isso sugiro a você pesquisar sobre a *Política Nacional do Idoso* e o *Estatuto da Pessoa Idosa*. As Referências estão no final do livro.

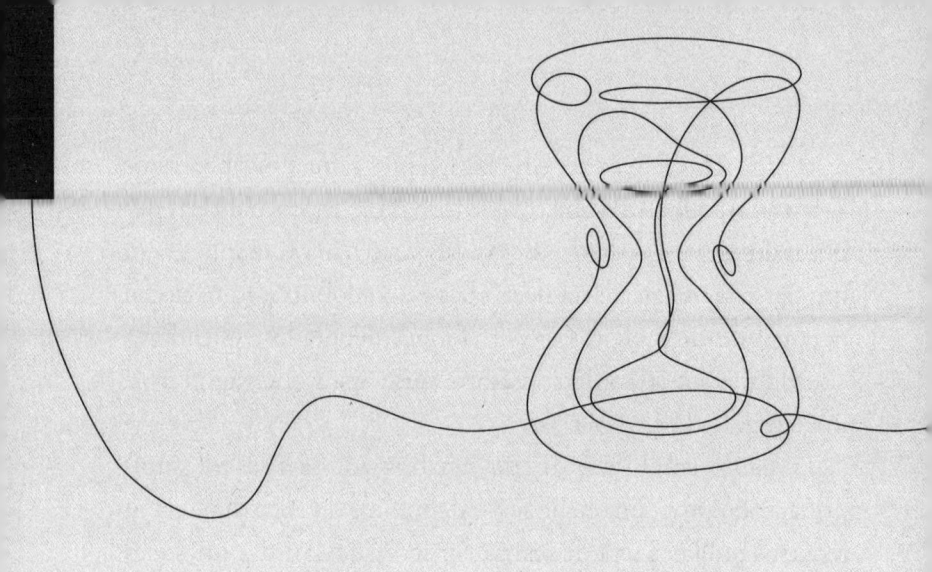

De volta ao começo

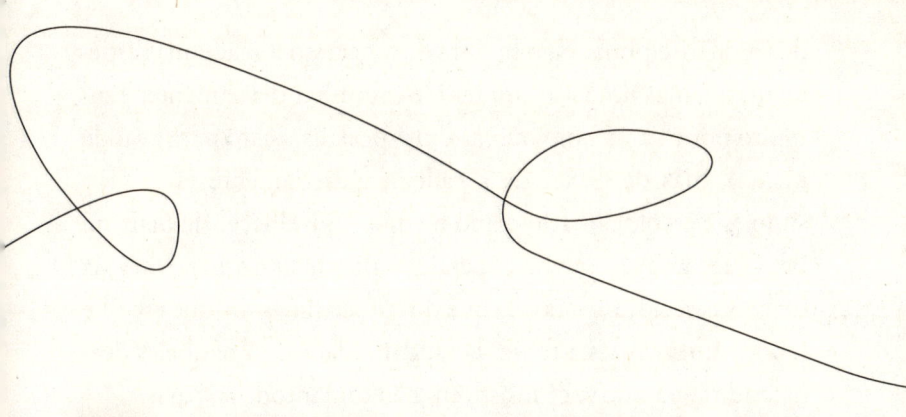

Espero que minha escrita tenha trazido você até aqui de maneira esperançosa. Que você não tenha chegado ao fim de um livro simplesmente, mas a uma possibilidade de estímulo para novos começos, em que todos possamos ter a capacidade de olhar para a frente e perceber que envelhecer pode ser a jornada mais extraordinária da vida.

Não importa se até hoje você não fez boas escolhas para a sua saúde. Saiba que aos primeiros estímulos o corpo responde e se recupera, então sempre haverá tempo. Pouco importa se suas relações não vicejaram como você queria. A sua consciência pode se expandir evoluindo sua alma, e tudo pode mudar. Tanto faz se planos ficaram pelo caminho. Os caminhos continuam na sua frente, basta querer retomar a caminhada para que os planos reapareçam.

Envelhecer pode e deve ser um eterno *voltar ao começo*, onde sempre existe a oportunidade de fazer tudo diferente no instante seguinte, mas com a diferença da experiência adquirida e da maturidade conquistada.

O envelhecimento bem-sucedido está ao alcance de todos por meio de escolhas simples, mas que sempre vão exigir certas doses de disciplina. Não se trata de ter acesso a academias espetaculares, mas de calçar um tênis e caminhar diariamente. Tem muito pouco a ver com buscar um especialista caro para a saúde mental, mas de puxar uma cadeira e diariamente fazer algo simples e revolucionário como meditar. Envelhecer de maneira bem-sucedida sempre vai depender muito mais do estilo de vida que você decidiu adotar do que dos procedimentos que escolhe fazer. Muitas vezes a fonte da saudabilidade está naqueles dois litros de água que você insiste em não tomar todos os dias.

Em *Corra, Lola, corra!*, filme de 1998 do diretor Tom Tykwer, há uma frase que condensa nosso tempo de vida, principalmente na velhice. "O fim do jogo é o início do jogo". Enquanto estamos com vida, qualquer que seja a nossa condição, teremos sempre a chance de começar o jogo mais uma vez, mesmo quando muitos insistem em nos convencer de que a partida chegou ao fim. Já jogamos muitas delas nas diferentes fases da vida. Seria um desperdício não continuar no jogo na nossa derradeira apresentação.

Que a jornada do envelhecimento seja um eterno ponto de partida contínuo para novos propósitos, novos planos, novas loucuras, novos amores e um novo viver. Já perdemos muito tempo enquanto tínhamos tempo a perder.

Que, a partir de hoje, tudo seja para agora e para já!

Eu poderia tentar ser mais poético do que o compositor que escolhi para deixar uma última mensagem, mas duvido que consiga ganhar de quem já disse tudo tão lindamente.

Que os versos do Gonzaguinha embalem a sua jornada do envelhecimento, fazendo você não esquecer que, quando imaginar que chegou ao fundo do fim, na verdade só está ganhando a oportunidade de voltar ao começo.

DE VOLTA AO COMEÇO[1]

... E é como se eu despertasse de um sonho
Que não me deixou viver
E a vida explodisse em meu peito
Com as cores que eu não sonhei
E é como se eu descobrisse que a força
Esteve o tempo todo em mim
E é como se então de repente eu chegasse
Ao fundo do fim
De volta ao começo
De volta ao começo

---

[1] Trecho de "De volta ao começo", faixa do álbum homônimo de Gonzaguinha, lançado em 1980.

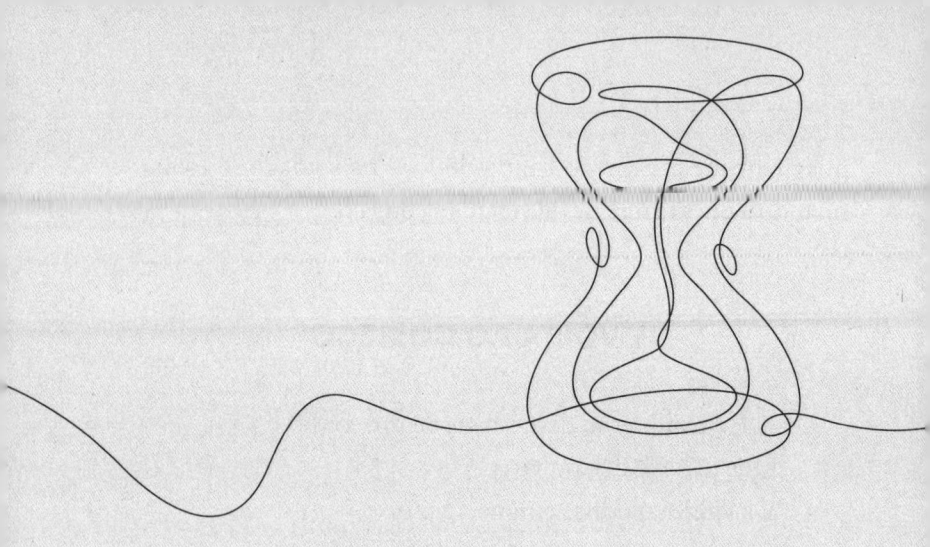

Agradecimentos

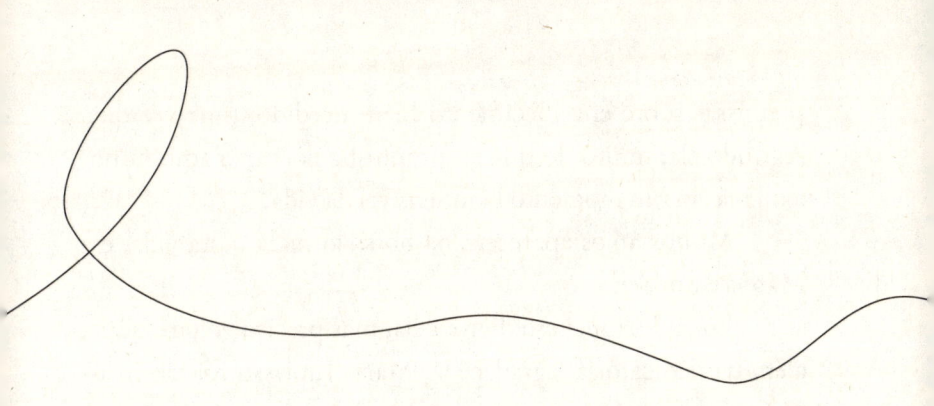

Um belo dia fui procurado pela Márcia Alves. A princípio tive certeza de se tratar de um trote, afinal era uma editora, de um dos maiores grupos editoriais do país, dizendo que achava meus conteúdos nas redes sociais muito interessantes e que eles poderiam gerar um belo livro.

Que situação mais insólita e rara, pensei eu. Uma grande editora, do nada, resolveu procurar no Norte do país um produtor de conteúdo digital totalmente anônimo para o mundo literário e convidá-lo para escrever seu primeiro livro.

Melhor ainda: ela estava me propondo um adiantamento para começar a escrever. Logo eu, que sempre escrevi diariamente sem ganhar um real para isso?

Não tenho como começar a ser grato pela oportunidade de escrever esta obra sem citar o nome da Márcia, que, como minha editora, teve a delicadeza, a criatividade e a bondade de pegar nas mãos de um escritor neófito e me conduzir na escrita deste livro. Ela fez mais: decidiu participar de um curso de oito semanas sobre *mindfulness* que coincidentemente eu oferecia na mesma época. Isso a ajudou a entender e validar as minhas premissas sobre envelhecimento bem-sucedido, uma vez que, segundo ela, muito do que eu propunha no curso acabou por ajudá-la em um momento bem sensível da vida.

Muitos anjos aparecem na nossa jornada nesta vida, e a Márcia é um deles.

Eu já dediquei este livro a ela, mas preciso voltar aqui e, além da dedicatória, agradecê-la. Mary Tupiassu foi tão insistente comigo sobre a necessidade de eu escrever um livro, mas tão insistente, que acho que o universo não aguentava mais ela bater nessa tecla e resolveu atendê-la.

Acredito que os clamores da Mary tenham chegado até os ouvidos da Márcia e por isso a magia se fez. Perdi a conta, mas acho que foram quase dez anos ouvindo a Mary apitar no meu ouvido que eu precisava escrever um livro, sendo que nunca me senti capaz de fazer isso.

Confesso que algumas vezes me sentia tão pressionado por ela que chegava a ficar desconfortável. Quem essa mulher acha que é para me pressionar a fazer uma coisa que eu não tenho talento para fazer? Eu me boicotava, em um clássico exemplo de síndrome do impostor, mas a crença insistente da Mary nunca a abandonou, e tenho certeza absoluta de que foi a vibração dela para o universo que fez tudo isto acontecer.

Se meus pais estivessem aqui, tenho certeza de que estariam bobos vendo o filho virar um escritor. Se tem algo pelo qual agradeço todos os dias, é a chance de ser filho do velho Ney e da dona Alice. Meus pais tinham tudo para dar errado e deram certo. Eles vieram de uma realidade de quase pobreza e conseguiram estabelecer uma vida de prosperidade, proporcionando para mim, meus irmãos e os netos deles uma vida confortável.

Foram as escolhas deles que me forjaram. Eles são meus primeiros e principais exemplos de envelhecimento bem-sucedido. Meu pai morreu aos 86 anos, mas viveria facilmente mais dez ou quinze anos. Quando entrou no hospital, era 100% autônomo e independente. Trabalhava, se exercitava, dirigia o próprio carro e nunca parou de viajar pelo mundo com minha mãe, que quando morreu, aos 82, também era autônoma e independente.

Não tem um dia em que eu não sinta falta dos dois, e escrever este livro foi revisitá-los de certa forma. Então, entrego esta obra nas mãos do cosmo para que as deidades que nele habitam o levem até os meus pais.

Por fim, quero agradecer ao dr. Wellington Braun, fisiatra, especialista no combate à dor, mas acima de tudo um médico integralista. Quando fui procurá-lo, em dezembro de 2017, sistemicamente adoecido, foi o cuidado integral dele com a minha saúde que me trouxe de volta à saudabilidade e me levou para a aventura mais linda que já vivi: me tornar um meditante. Sinto que, quando saí daquela consulta, nasceu em mim o desejo de rever o que eu queria para o meu envelhecimento.

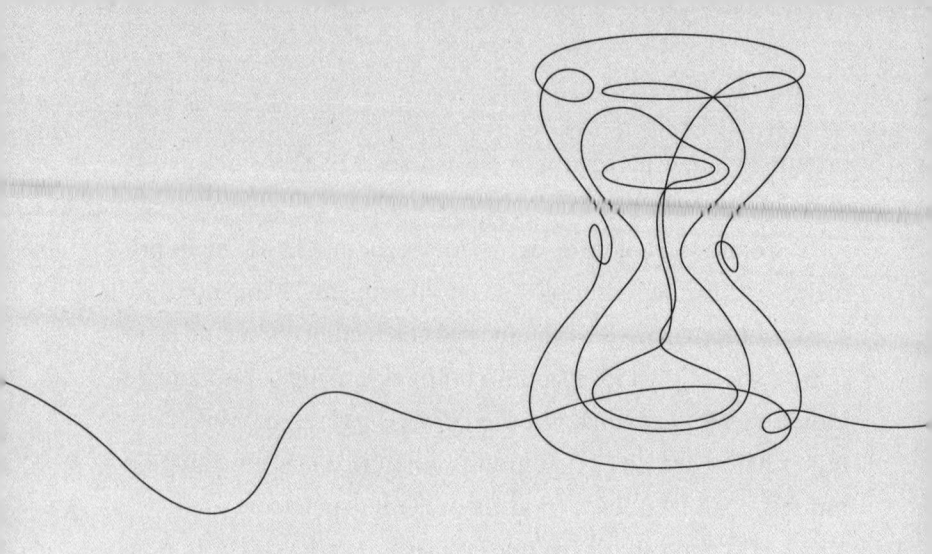

Referências

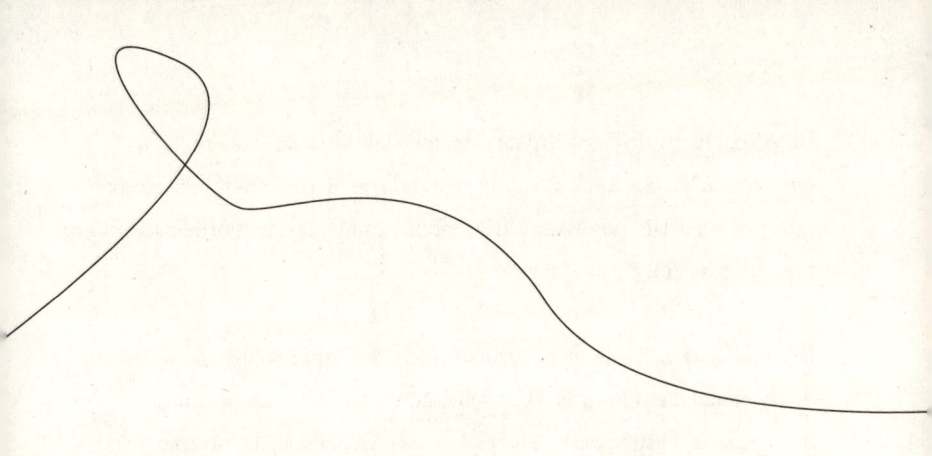

BARATA, Rita Barradas. Relações de gênero e saúde: desigualdade ou discriminação? *In*: *Como e por que as desigualdades sociais fazem mal à saúde*. Rio de Janeiro: Fiocruz, 2009 (Temas em Saúde collection). p. 73-94. Disponível em: https://books.scielo.org/id/48z26/pdf/barata-9788575413913-06.pdf. Acesso em: 22 abr. 2024.

BRASIL. Instituto Brasileiro de Geografia e Estatística (IBGE). *Censo 2022*: panorama. Disponível em: https://censo2022.ibge.gov.br/panorama/. Acesso em: 27 abr. 2024.

BRASIL. Instituto Brasileiro de Geografia e Estatística (IBGE). *Pesquisa Nacional de Saúde (PNS)*. 2019. Disponível em: https://www.ibge.gov.br/estatisticas/sociais/saude/9160-pesquisa-nacional-de-saude.html. Acesso em: 27 abr. 2024.

BRASIL. Instituto Brasileiro de Geografia e Estatística (IBGE). *Pesquisa Nacional por Amostra de Domicílios (PNAD)*. Disponível em: https://www.ibge.gov.br/estatisticas/sociais/populacao/9127-pesquisa-nacional-por-amostra-de-domicilios.html. Acesso em: 27 abr. 2024.

BRASIL. Instituto Brasileiro de Geografia e Estatística (IBGE). *Tábuas completas de mortalidade*. 2022. Disponível em: https://www.ibge.gov.br/estatisticas/sociais/populacao/9126-tabuas-completas-de-mortalidade.html. Acesso em: 27 abr. 2024.

BRASIL. *Lei n. 8.842, de 4 de janeiro de 1994*. Dispõe sobre a política nacional do idoso, cria o Conselho Nacional do Idoso e dá outras providências. Disponível em: https://www12.senado.leg.br/noticias/materias/2019/10/31/idosos-movimentam-20-do-consumo-nacional-informa-sebrae. Acesso em: 27 abr. 2024.

BRASIL. *Lei n. 10.741, de 1º de outubro de 2003*. Dispõe sobre o Estatuto da Pessoa Idosa e dá outras providências. Disponível em: https://www12.senado.leg.br/noticias/materias/2019/10/31/idosos-movimentam-20-do--consumo-nacional-informa-sebrae. Acesso em: 27 abr. 2024.

BRASIL. Ministério da Saúde. DATASUS. *Mortalidade – Brasil*. [S.d.]. Disponível em: http://tabnet.datasus.gov.br/cgi/deftohtm.exe?sim/cnv/obt10uf.def. Acesso em: 27 abr. 2024.

BRASIL. Ministério dos Direitos Humanos e da Cidadania. *Brasil registra mais de 2020 mil violações de direitos contra pessoas idosas no 1º trimestre de 2023*. 4 de maio de 2023. Disponível em: https://www.gov.br/mdh/pt-br/assuntos/noticias/2023/maio/brasil-registra-mais-de-202-mil-violacoes-de-direitos-contra-pessoas-idosas-no-1o-trimestre-de-2023#:~:text=-BALAN%C3%87O-,Brasil%20registra%20mais%20de%20202%20mil%20viola%C3%A7%C3%B5es%20de%20direitos%20contra,no%201%C2%BA%20trimestre%20de%202023&text=Nos%20primeiros%20

tr%C3%AAs%20meses%20de,registros%20em%20todo%20o%20pa%-C3%ADs. Acesso em: 27 abr. 2024.

BRASIL. Presidência da República. Casa Civil. *Violência patrimonial e financeira:* pessoas idosas são as maiores vítimas no Brasil. 15 de setembro de 2022. Disponível em: https://www.gov.br/casacivil/pt-br/assuntos/noticias/2022/setembro/violencia-patrimonial-e-financeira-pessoas-i-dosas-sao-as-maiores-vitimas-no-brasil#:~:text=O%20levantamento%20reflete%20o%20per%C3%ADodo,adolescentes%20(6%2C7%25). Acesso em: 27 abr. 2024.

BRESCIANINI, Carlos Penna. Idosos movimentam 20% do consumo nacional, informa Sebrae. *Senado Notícias*, 31 out. 2019. Disponível em: https://www12.senado.leg.br/noticias/materias/2019/10/31/idosos-movimentam-20-do-consumo-nacional-informa-sebrae. Acesso em: 27 abr. 2024.

BURCH, Vidyamala. *Viva bem com a dor e a doença*: o método da atenção plena. São Paulo: Summus, 2011.

CNJ lança painel com dados sobre mães, pais e responsáveis no sistema prisional. 28 de setembro de 2022. Disponível em: https://www.cnj.jus.br/cnj-lanca-painel-com-dados-sobre-maes-pais-e-responsaveis-no-sistema--prisional/. Acesso em: 27 abr. 2024.

COHEN, Sheldon *et al*. Does hugging provide stress-buffering social support? A study of susceptibility to upper respiratory infection and illness.

Sage Journals, v. 26, n. 2, 2015. Disponível em: https://journals.sagepub.com/doi/abs/10.1177/0956797614559204. Acesso em: 27 abr. 2024.

CORNEAU, Guy. *Será que existe amor feliz?* Como as relações pais e filhos condicionam nossos relacionamentos amorosos. Rio de Janeiro: Campus, 1999.

DELSIN, Stefânia; MERCURIO, Daiane G. Clinical efficacy of dermocosmetic formulations containing spirulina extract on young and mature skin: effects on the skin hydrolipidic barrier and structural properties. *Clinical Pharmacology & Biopharmaceutics*, v. 4, n. 4, jan. 2015. Disponível em: https://www.researchgate.net/publication/283491687_Clinical_Efficacy_of_Dermocosmetic_Formulations_Containing_Spirulina_Extract_on_Young_and_Mature_Skin_Effects_on_the_Skin_Hydrolipidic_Barrier_and_Structural_Properties. Acesso em: 27 abr. 2024.

DUNCAN, Bruce Bartholow *et al.* Doenças crônicas não transmissíveis no Brasil: prioridade para enfrentamento e investigação. *Rev Saúde Pública*, v. 46 (Supl.), p. 126-134, 2012. Disponível em: https://www.scielo.br/j/rsp/a/WJqKxczd7dnYmzhvVdFMgyd/?format=pdf&lang=pt. Acesso em: 27 abr. 2024.

EPEL, Elisa; BLACKBURN, Elizabeth. *O segredo está nos telômeros*: receita revolucionária para manter a juventude e viver mais e melhor. 2. ed. São Paulo: Planeta, 2017.

FLEISCHMAN, Lauren. *The lovers*. Schilt Publishing, 2015.

FRANCESCHI, Cláudio *et al*. Inflammaging: an evolutionary perspective on immunosenescence. *Annals of New York Academic Science*, v. 9, n. 8, p. 244-254, 2000. Disponível em: http://onlinelibrary.wiley.com/doi/10.1111/j.1749-6632.2000.tb06651.x/pdf. Acesso em: 27 abr. 2024.

FUJIWARA, Takashi *et al*. Efficacy of chlorophyll c2 for seasonal allergic rhinitis: single-center double-blind randomized control trial. *Eur Arch Otorhinolaryngol*, v. 273, n. 12, p. 4289-4294, 9 jun. 2016. Disponível em: https://pubmed.ncbi.nlm.nih.gov/27277115/. Acesso em: 27 abr. 2024.

GERALDO, Júnia M.; ALFENAS, Rita de C. G. Papel da dieta na prevenção e no controle da inflamação crônica: evidências atuais. *Arq Bras Endocrinol Metab*, v. 52, n. 6, ago. 2018. Disponível em: https://www.scielo.br/j/abem/a/dbcRC5BMRDdfBJmMc6LvB6G/?format=html&lang=pt. Acesso em: 27 abr. 2024.

GOLEMAN, Daniel. *Inteligência emocional*: a teoria revolucionária que redefine o que é ser inteligente. Tradução Marcos Santarrita. Rio de Janeiro: Objetiva, 1996.

HAIDARI, Fatemeh *et al*. Effect of Chlorella supplementation on systematic symptoms and serum levels of prostaglandins, inflammatory and oxidative markers in women with primary dysmenorrhea. *European Journal of Obstetrics & Gynecology and Reproductive Biology*, v. 229, p. 185-189, out. 2018. Disponível em: https://www.sciencedirect.com/science/article/abs/pii/S0301211518309497. Acesso em: 27 abr. 2024.

ÍNDIO DO BRASIL, Cristina. Etarismo dificulta inserção de maiores de 50 anos no mercado. *Agência Brasil*, 15 jun. 2023. Disponível em: https://agenciabrasil.ebc.com.br/economia/noticia/2023-06/etarismo-dificulta-insercao-de-maiores-de-50-anos-no-mercado#:~:text=Uma%20pesquisa%20da%20empresa%20Ernst,anos%20em%20seu%20quadro%20funcional. Acesso em: 27 abr. 2024.

KARKOS, Petros *et al*. Spirulina in clinical practice: evidence-based human applications. *Evid Based Complement Alternat Med*, 2011. Disponível em: https://pubmed.ncbi.nlm.nih.gov/18955364/. Acesso em: 27 abr. 2024.

KLINGHARDT, Dietrich K. *A comprehensive review of heavy metal detoxification and clinical pearls from 30 years of medical practice*. 2006. Disponível em: https://www.semanticscholar.org/paper/A-Comprehensive-Review-of-Heavy-Metal-and-Clinical-Klinghardt/d6a062af5a42b840fc6e04b9f35dac309d81b5f1. Acesso em: 27 abr. 2024.

KWAK, Jung Hyun *et al*. Beneficial immunostimulatory effect of short-term Chlorella supplementation: enhancement of natural killer cell activity and early inflammatory response (randomized, double-blinded, placebo-controlled trial). *Nutr J*, v. 31, n. 11, jul. 2012. Disponível em: https://pubmed.ncbi.nlm.nih.gov/22849818/. Acesso em: 27 abr. 2024.

LEE, Sun Hee *et al*. Six-week supplementation with Chlorella has favorable impact on antioxidant status in Korean male smokers. *Nutrition*, v. 26, n. 2, p. 175-183, fev. 2010. Disponível em: https://pubmed.ncbi.nlm.nih.gov/19660910/. Acesso em: 27 abr. 2024.

MAEDA, H. *et al*. Effects of agar (kanten) diet on obese patients with impaired glucose tolerance and type 2 diabetes. *Diabetes Obes Metab*, v. 7, n. 1, jan. 2005. Disponível em: https://pubmed.ncbi.nlm.nih.gov/15642074/. Acesso em: 27 abr. 2024.

MCCULLOUGH, M. E. *et al*. Religious involvement and mortality: a meta-analytic review. *Health Psychology*, v. 19, n. 3, p. 211-222, 2000. Disponível em: https://pubmed.ncbi.nlm.nih.gov/10868765/. Acesso em: 27 abr. 2024.

MINAYO, Mirvan de Souza *et al*. Revisão sistemática sobre os efeitos dos probióticos na depressão e ansiedade: terapêutica alternativa?. *Ciên Saúde Coletiva*, v. 26, n. 9, set. 2021. Disponível em: https://www.scielo.br/j/csc/a/dKmhqRf3P5d9gGfHgVnPjYR/. Acesso em: 27 abr. 2024.

MIZOGUCHI, Toru *et al*. Nutrigenomic studies of effects of Chlorella on subjects with high-risk factors for lifestyle-related disease. *J Med Food*, v. 11, n. 3, p. 395-404, set. 2008. Disponível em: https://pubmed.ncbi.nlm.nih.gov/18800884/. Acesso em: 27 abr. 2024.

NGO-MATIP, Marthe-Elise *et al*. Impact of daily supplementation of Spirulina platensis on the immune system of naïve HIV-1 patients in Cameroon: a 12-months single blind, randomized, multicenter trial. *Nutr J*, v. 14, 2015. Disponível em: https://www.ncbi.nlm.nih.gov/pmc/articles/PMC4508814/. Acesso em: 27 abr. 2024.

NUNES, Ana Paula Nogueira *et al*. [UFMG]. Relações sociais e autopercepção da saúde: projeto envelhecimento e saúde. *Rev. Bras. Epidemiol*, v.

15, n. 2, jun. 2012. Disponível em: https://www.scielo.br/j/rbepid/a/xQS-Vn7nj3KZZkKP4XQf3nCR/#. Acesso em: 27 abr. 2024.

OKADA, Hirotaka et al. Effect of Chlorella ingestion on oxidative stress and fatigue symptoms in healthy men. *Kurume Med J*, v. 64, n. 4, p. 83-90, jul. 2018. Disponível em: https://pubmed.ncbi.nlm.nih.gov/29780062/. Acesso em: 27 abr. 2024.

PERLMUTTER, David. *A dieta da mente*: descubra os assassinos silenciosos do seu cérebro. Tradução André Fontenelle. 2. ed. São Paulo: Paralela, 2020.

PERSINGERER, Michael. *Neuropsychological bases of God beliefs*. Praeger, 1987.

PINHEIRO, Chloé. Pesquisa revela como brasileiro encara envelhecimento; solidão é maior medo. *UOL*, 26 out. 2017. Disponível em: https://www.uol.com.br/vivabem/noticias/redacao/2017/10/26/pesquisa-revela-como-brasileiro-encara-envelhecimento-solidao-e-maior-medo.htm. Acesso em: 27 abr. 2024.

RYU, Na Hee et al. Impact of daily Chlorella consumption on serum lipid and carotenoid profiles in mildly hypercholesterolemic adults: a double-blinded, randomized, placebo-controlled study. *Nutr J*, v. 11, p. 13-17, jun. 2014. Disponível em: https://pubmed.ncbi.nlm.nih.gov/24920270/. Acesso em: 27 abr. 2024.

SANAKA, Masaki *et al*. Effects of agar and pectin on gastric emptying and post-prandial glycaemic profiles in healthy human volunteers. *Clin Exp Pharmacol Physiol*, v. 34, n. 11, p. 1151-1155, nov. 2007. Disponível em: https://pubmed.ncbi.nlm.nih.gov/17880369/. Acesso em: 27 abr. 2024.

SUARES, N. C. *et al*. Systematic review: the effects of fibre in the management of chronic idiopathic constipation. *Aliment Pharmacol Ther*, v. 33, n. 8, p. 895-901, abr. 2011. Disponível em: https://pubmed.ncbi.nlm.nih.gov/21332763/. Acesso em: 27 abr. 2024.

SULAMÉRICA. *Estudo inédito mapeia relação entre saúde emocional, estado físico e interação social*. [S.d.]. Disponível em: https://portal.sulamericaseguros.com.br/lumis/portal/file/fileDownload.jsp?fileId=8A61648F5BF535FA015C16C4ACF83366&inline=1. Acesso em: 27 abr. 2024.

TERRACCIANNO, Antonio *et al*. Loneliness and risk of Parkinson disease. *JAMA Neurology*, v. 80, n. 11, p. 1138-1144, out. 2023. Disponível em: https://jamanetwork.com/journals/jamaneurology/fullarticle/2809774?resultClick=1. Acesso em: 27 abr. 2024.

WALDINGER, Robert. *The good life*: lessons from the world's longest scientific study of happiness. Simon & Schuster, 2023.

WALLIMANN, Theo *et al*. Creatine supplementation for patients with inflammatory bowel diseases: a scientific rationale for a clinical trial. *Nutrients*, v. 13, n. 5, abr. 2021. Disponível em: https://pubmed.ncbi.nlm.nih.gov/33922654/. Acesso em: 27 abr. 2024.

YOUSEFI, Reyhaneh *et al.* Spirulina platensis effectively ameliorates anthropometric measurements and obesity-related metabolic disorders in obese or overweight healthy individuals: a randomized controlled trial. *Complement Ther Med*, v. 40, p. 106-112, out. 2018. Disponível em: https://pubmed.ncbi.nlm.nih.gov/30219433/. Acesso em: 27 abr. 2024.

REFERÊNCIAS DO CAPÍTULO 4

"Doenças crônicas não transmissíveis no Brasil: prioridade para enfrentamento e investigação", de Bruce Bartholow Duncan e outros.

DUNCAN, Bruce Bartholow et al. Doenças crônicas não transmissíveis no Brasil: prioridade para enfrentamento e investigação. *Rev Saúde Pública*, v. 46 (Supl.), p. 126-134, 2012. Disponível em: https://www.scielo.br/j/rsp/a/WJqKxczd7dnYmzhvVdFMgyd/?format=pdf&lang=pt. Acesso em: 27 abr. 2024.

"Efficacy of chlorophyll c2 for seasonal allergic rhinitis: single-center double-blind randomized control trial", de Takashi Fujiwara e outros.

FUJIWARA, Takashi *et al*. Efficacy of chlorophyll c2 for seasonal allergic rhinitis: single-center double-blind randomized control trial. *Eur Arch Otorhinolaryngol*, v. 273, n. 12, p. 4289-4294, 9 jun. 2016. Disponível em: https://pubmed.ncbi.nlm.nih.gov/27277115/. Acesso em: 27 abr. 2024.

"Papel da dieta na prevenção e no controle da inflamação crônica: evidências atuais", de Júnia N. Geraldo e Rita de C. G. Alfenas.

GERALDO, Júnia M.; ALFENAS. Papel da dieta na prevenção e no controle da inflamação crônica: evidências atuais. *Arq Bras Endocrinol Metab*, v. 52, n. 6, ago. 2018. Disponível em: https://www.scielo.br/j/abem/a/dbcRC5BMRDdfBJmMc6LvB6G/?format=html&lang=pt. Acesso em: 27 abr. 2024.

"Effect of Chlorella supplementation on systematic symptoms and serum levels of prostaglandins, inflammatory and oxidative markers in women with primary dysmenorrhea", de Fatemeh Haidari e outros.

HAIDARI, Fatemeh *et al*. Effect of Chlorella supplementation on systematic symptoms and serum levels of prostaglandins, inflammatory and oxidative markers in women with primary dysmenorrhea. *European Journal of Obstetrics & Gynecology and Reproductive Biology*, v. 229, p. 185-189, out. 2018. Disponível em: https://www.sciencedirect.com/science/article/abs/pii/S0301211518309497. Acesso em: 27 abr. 2024.

"Beneficial immunostimulatory effect of short-term Chlorella supplementation: enhancement of natural killer cell activity and early inflammatory response (randomized, double-blinded, placebo-controlled trial)", de Jung Hyun Kwak e outros.

KWAK, Jung Hyun *et al*. Beneficial immunostimulatory effect of short-term Chlorella supplementation: enhancement of natural killer cell activity and early inflammatory response (randomized, double-blinded, placebo-controlled trial). *Nutr J*, v. 31, n. 11, jul. 2012. Disponível em: https://pubmed.ncbi.nlm.nih.gov/22849818/. Acesso em: 27 abr. 2024.

"Nutrigenomic studies of effects of Chlorella on subjects with high-risk factors for lifestyle-related disease", de Toru Mizoguchi e outros.

MIZOGUCHI, Toru *et al*. Nutrigenomic studies of effects of Chlorella on subjects with high-risk factors for lifestyle-related disease. *J Med Food*, v. 11, n. 3, p. 395-404, set. 2008. Disponível em: https://pubmed.ncbi.nlm.nih.gov/18800884/. Acesso em: 27 abr. 2024.

Estudos sobre o impacto de alguns alimentos na microbiota intestinal. "Effect of Chlorella ingestion on oxidative stress and fatigue symptoms in healthy men", de Hirotaka Okada e outros.

OKADA, Hirotaka *et al*. Effect of Chlorella ingestion on oxidative stress and fatigue symptoms in healthy men. *Kurume Med J*, v. 10, n. 64 (4), p. 83-90, jul. 2018. Disponível em: https://pubmed.ncbi.nlm.nih.gov/29780062/. Acesso em: 27 abr. 2024.

"Impact of daily Chlorella consumption on serum lipid and carotenoid profiles in mildly hypercholesterolemic adults: a double-blinded, randomized, placebo-controlled study", de Na Hee Ryu e outros.

RYU, Na Hee *et al*. Impact of daily Chlorella consumption on serum lipid and carotenoid profiles in mildly hypercholesterolemic adults: a double-blinded, randomized, placebo-controlled study. *Nutr J*, v. 11, p. 13-17, jun. 2014. Disponível em: https://pubmed.ncbi.nlm.nih.gov/24920270/. Acesso em: 27 abr. 2024.

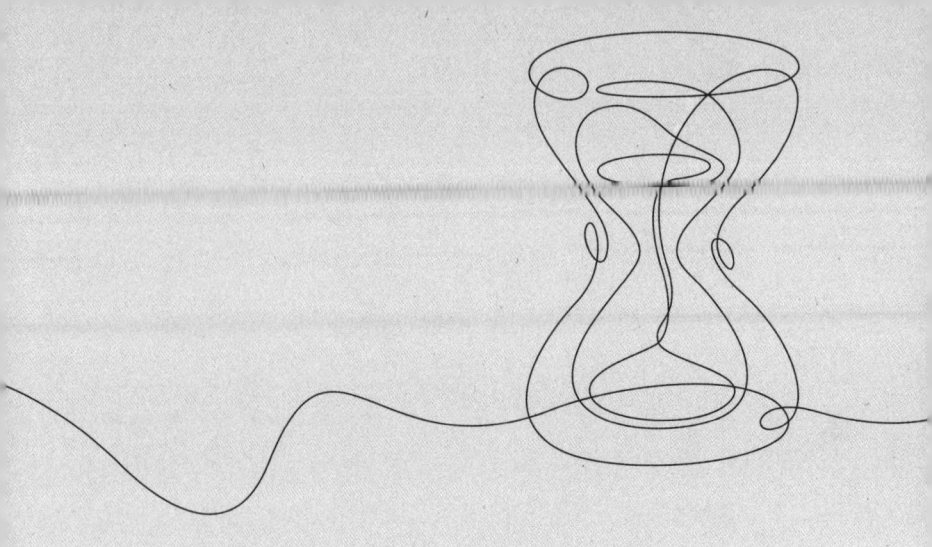

Sobre o autor

Ney Messias Jr. se graduou em educação física pela Universidade do Estado do Pará e durante alguns anos se dedicou à sua área de formação. No final dos anos 1980 aconteceu a primeira grande virada profissional, e ele iniciou sua carreira na comunicação.

Na TV Liberal, afiliada da Globo em Belém, trabalhou durante 14 anos e fez de tudo um pouco: lá, ele foi âncora de telejornais e editor-chefe do programa *Bom Dia Pará*.

Tempos depois, Ney decidiu mergulhar no universo da administração pública quando aceitou o convite para assumir a presidência da Fundação de Telecomunicações do Pará, órgão responsável pela gestão da TV e Rádio Cultura do estado. De 2011 a 2013, foi secretário de comunicação do governo estadual.

Nos anos seguintes, sua trajetória de vida mudou, e por isso as especializações direcionadas para a saúde mental e o envelhecimento bem-sucedido fizeram todo o sentido. Ney se formou em um protocolo científico de *mindfulness* pelo Instituto Mente Aberta, da Universidade Federal de São Paulo, e se tornou especialista em gerontologia pelo Instituto Einstein.

Hoje, trabalha com programas de envelhecimento bem-sucedido, orientando práticas baseadas em *mindfulness* que promovem a melhoria da saúde mental.

SUA OPINIÃO É MUITO IMPORTANTE

Mande um e-mail para **opiniao@vreditoras.com.br** com o título deste livro no campo "Assunto".

1ª edição, jul. 2024

FONTES Area Normal ExtraBold 46/55pt;
Area Normal Black 11/16;
EB Garamond Bold Italic 40/55pt;
EB Garamond Regular 12/16,1pt;
Jakob Bold 11,8/16,1pt;
PAPEL Snowbright 70g/m²
IMPRESSÃO Gráfica Santa Marta
LOTE GSM140624